◎燕京医学流派传承系列丛书◎

燕京医学流派
风湿名家验案集萃

主编 王 北 邵培培

全国百佳图书出版单位
中国中医药出版社
·北 京·

图书在版编目（CIP）数据

燕京医学流派风湿名家验案集萃 / 王北，邵培培主编 . — 北京：中国中医药出版社，2021.12

（燕京医学流派传承系列丛书）

ISBN 978-7-5132-7196-7

Ⅰ . ①燕…　Ⅱ . ①王…　②邵…　Ⅲ . ①风湿性疾病—医案—汇编—中国—现代　Ⅳ . ① R259.932.1

中国版本图书馆 CIP 数据核字（2021）第 199242 号

中国中医药出版社出版

北京经济技术开发区科创十三街 31 号院二区 8 号楼

邮政编码　100176

传真　010-64405721

保定市西城胶印有限公司印刷

各地新华书店经销

开本 880×1230　1/32　印张 7.75　字数 167 千字

2021 年 12 月第 1 版　2021 年 12 月第 1 次印刷

书号　ISBN 978-7-5132-7196-7

定价　39.00 元

网址　www.cptcm.com

服 务 热 线　010-64405510

购 书 热 线　010-89535836

维 权 打 假　010-64405753

微信服务号　**zgzyycbs**

微商城网址　**https://kdt.im/LIdUGr**

官方微博　**http://e.weibo.com/cptcm**

天猫旗舰店网址　**https://zgzyycbs.tmall.com**

如有印装质量问题请与本社出版部联系（010-64405510）

版权专有　侵权必究

《燕京医学流派传承系列丛书》
编委会

主　审　屠志涛

顾　问　（以姓氏笔画为序）

王　欣	王　萍	王玉明	王永炎	王会玲
王应麟	王麟鹏	邓丙戌	田月娥	田德禄
吕培文	危北海	许　昕	许心如	李乾构
吴育宁	张伯礼	张炳厚	陈可冀	陈彤云
苑惠清	郁仁存	罗增刚	周乃玉	周德安
郑　军	赵荣莱	祝　静	桂梅芬	夏　军
柴嵩岩	翁维良	黄丽娟	黄璐琦	程海英
温振英	路志正	薛伯寿	魏执真	

主　编　刘清泉　刘东国

副主编　信　彬　王笑民　徐春军　王国玮　王大仟
　　　　郭玉红　王　鹏　徐　佳

编　委　（以姓氏笔画为序）

王　北	王玉光	王俊阁	刘红旭	孙凤霞
李　彬	李　敏	杨迎新	杨国旺	张声生
张董晓	周冬梅	赵文景	郝　丽	姚卫海
徐旭英	滕秀香			

《燕京医学流派风湿名家验案集萃》

编委会

主　编　王　北　邵培培

副主编　谢幼红

编　委　（以姓氏笔画为序）

张　秦　陈爱萍　郑桂敏　路素言

序 言

　　"燕京医学流派"是以北京地区中医名家为主体融合而成的地域性中医学术流派，尤其是清朝以后，明显的表现为以京城四大名医及其传承人的学术经验为核心，以宫廷医学为基础，以家族传承、学院教育、师承教育相结合为特点，以中医为体、西医为用的中西医结合特色。研究、挖掘、整理燕京医家的学术思想对于促进中医药事业的发展，造福人类具有重要意义。

　　"燕京医学流派"上溯金代，下迄当代，历史跨度800余年。在相当长的历史时期内，燕京医学既形成了鲜明的地域特色，又不断吸纳融汇外地医学创新发展。燕京大地，人杰地灵，名医辈出，他们不仅医术精湛、医德高尚，深得患者信赖，且能广收门徒，著书立说，造就了一大批中医杰出人才。燕京地区的医学流派主要有为皇室及其贵族看病的御医派、传统师承家传模式下形成的师承派、院校教育培养出来的学院派。随着社会的发展和时代的变迁，当今"燕京医学流派"逐步向中西医汇通方向发展，各学术流派的传人大都是熟知现代医学理论的中医大家。

　　尽管有众多前辈对燕京医学的某一分支做了大量的研究，但是业界对于燕京医学学术特色、代表性医家医著的研究尚缺乏统一性和全局性的共识，对于各流派代表性传承人及传承谱系的梳理也不够全面系统。随着在世的老中医越来越少，关于传承的第一手资料逐渐消失殆尽，对于老专家学术资源的挖掘整理显得尤为紧迫，属于抢救性保护工作。

2019年，在北京市中医管理局的大力支持下，"燕京流派传承研究项目"立项，由首都医科大学附属北京中医医院具体组织实施。医院领导非常重视该项目，专门成立了"燕京流派创新性传承拳头工程"工作组，由刘清泉院长担任组长、刘东国副院长任副组长，项目办公室设在北京中医医院医务处。同年，医院进行分项目遴选，对入选的分项目展开了专业、专家、专著、技术和药物的研究。同时，医院统一组织各分项目对全国著名中医学术流派进行了实体考察，经过数次会议论证，各分项目逐步形成了研究燕京医学学术流派的思路和方法，燕京医学系列丛书书目申报也相应完成。各燕京医学学术流派研究小组开展了文献检索、实地调查、专家采访、资料整理等工作，在尊重历史、务求真实的基础上对燕京医学的学术特色进行了深度挖掘。

经过一年多的辛勤劳动，凝聚众多编者心血的《燕京医学流派传承系列丛书》终于要与读者见面了。总体上来说，本套丛书具有以下特点：

一、丛书由一整套书籍组成，各分册既可以独立成册，又具有内在关联性。丛书分册由北京中医医院各专科主任负责牵头编写，代表了本专科的最新研究成果和燕京医学的学术特色。

二、丛书资料务求真实。由于时间仓促，在时间维度上，研究范围不能够完全涵盖每个历史时期，尤其是金元以前燕京地区医学的发展情况还有待继续深入研究。

三、丛书内容力求公正。各流派谱系梳理过程中，尽量收集多方资料，保证真实准确，避免闭门造车和门户之见。

四、丛书中借鉴了很多前辈及同行的优秀研究成果，具有兼容并蓄的特点。

本套丛书的编写得到了北京市中医管理局、北京中医药大学、中国中医药出版社等相关单位及领导、专家的大力支持，同时借鉴了很多前辈的研究成果，在此一并表示感谢。由于丛书编写时间紧、任务重，编者都是临床一线医务人员，仓促之中难免瑕疵，敬请同行批评指正。

北京中医医院燕京医学学术流派研究办公室

2021 年 10 月

前　言

　　北京中医医院风湿病科从 1956 年建科初始，先后汇集了国内现代著名的风湿病专家王为兰、王大经、周乃玉三位名医，他们在京城乃至全国业界享有较高的声誉。王大经先生师从京城四大名医之一施今墨，深得其真传，是施老的得意门生。他曾任北京中医进修学校伤寒教研室主任，擅长用伤寒理论治疗内科杂病。王大经先生博采众长，师古而不泥古，并善于吸收西医学之所长，主张辨病与辨证相结合，形成了自己独特的风格和学术思想。王为兰教授曾在北京中医进修学校温病教研室任教 8 年余，对温病学说认识深刻，见解独到，造诣颇深，晚年潜心于强直性脊柱炎的研究，著有中医学界关于强直性脊柱炎的首部专著《中医治疗强直性脊柱炎》，在中医学界对该病的研究具有划时代的深远意义。周乃玉教授师从王大经先生，她博采众方，多方融会，形成了自己独特的风格及学术思想。她创办了北京中医药学会风湿病专业委员会，并担任首任主任委员，为北京市乃至全国中医风湿病学的发展打下了坚实的基础，也极大地促进了新一辈风湿病专家的成长。

　　三位名家在燕京中医风湿病学术发展上都做出了重要贡献，但惜由历史原因，尤其二位王老的学术思想未被系统保留和总结，现存资料内容失于全面，有的病案缺少舌脉，有的病案诊断不清，编者经多方努力，将仅存的散落的有效医案加以收集整理，并忠于原始资料未行增改，汇以聚之，以飨同道。

王　北　邵培培

2021 年 9 月

目 录 🌿

下篇　周乃玉验案

上篇　王大经验案

王大经简介

王大经（1915—1990），字守愚，男，汉族，北京房山县（现房山区）人。北京中医医院主任医师，北京中医学院教授，硕士研究生导师。1935年毕业于施今墨先生之华北国医学院，20世纪50年代末即开始从事风湿病的中医诊治，是北京地区最早从事中医风湿病研究的学者，对于风湿病进行了许多有益的探索与实践，如灵活将外科名方阳和汤用于治疗类风湿关节炎，善用附子、石膏等大热大寒之品以及穿山甲（现改用代用品，下同）、全蝎、蜘蛛等虫类药物。此外，其作为一代伤寒病学大家，对于桂枝汤及柴胡剂的运用已达出神入化之境。

王大经先生以其出众的人品及学术能力，生前深得其恩师施今墨老先生赏识，他本人亦深受施老之影响，终生秉承施老之嘱托，将西医学与中医学融汇互通，他主张中西医结合必须衷中参西。通过深入学习思考及临床实践，王老对中医辨证论治有了极为深入独到的见地，他将辨证论治分为初级阶段与高级阶段，不断创新，临床特别擅长诊治疑难病，对风湿病、肝病、神经系统疾病，以及心肺系统疾病的治疗均疗效显著，生前享誉京城。他力主中西医互通，早在20世纪60年代就开始探讨如何更有效地运用中医理论治疗类风湿关节炎等风湿病，他力主与西医学接轨，与时俱进，最早在中医界将西医疾病名称引入中医临床治疗中，从而引领了"辨病与辨证相结合"等当时较为领先、如今仍被广为提倡的中医认证方式，有效促进了新中国成立之后中医界学术知识的更新和学术理念的进步。王老认为类风湿关节炎病因以湿为核心，可兼寒湿、湿热，形成湿毒，在治疗上主张分阶段治疗，同时辅以单味药物对症加减，并对该病的诊治、方药进行了初步探讨和规范，他大胆将外科名方阳和汤进行创新，形成了治疗寒湿痹阻证的有效处方"附子阳和汤"，一直沿用至今，为类风湿关节炎等风湿病的中医临床研究做出了不可忽视的贡献。

作为一代风湿病学大家，他严肃务实，襟怀宽广，摒弃门户，博采众长，躬身实践，疗效显著，成为中医风湿界早期融汇中西的标志性人物之一，值得我们去深入学习、挖掘和传承。

验案赏析

一、风湿病

(一) 类风湿关节炎

病案 1

吕某，男，19 岁。1975 年 11 月 6 日初诊。

病史：1975 年 9 月痢疾后 1 周，突发四肢关节红肿疼痛，不能活动，同时伴有腰骶部疼痛，在某院查血沉 90mm/h，经查 X 线片后确诊为类风湿关节炎，予口服泼尼松 5mg tid（每日 3 次）、消炎痛 25mg tid 治疗。2 月余，效果不显，遂来我院门诊就诊。症见四肢关节红肿疼痛，肌肉萎缩，不能活动，就诊时由家属背来。

舌脉：舌红苔黄厚，脉数。

辨证：活动期（偏热型）。

处方： 生石膏 30g　桂枝 5g　　酒大黄 6g　生姜 3 片

佩兰 10g　　白豆蔻 5g　黄柏 10g　黄芩 10g

穿山龙 30g　防风 10g　　防己 10g　麻黄 5g

全蝎 6g　　白芥子 15g　穿山甲 6g

1975 年 12 月 8 日复诊，上药服 1 个月，舌苔退，肘踝关节肿痛逐渐消退，肌肉仍萎缩，便稀，查血沉降为 60mm/h，泼尼松减至 5mg qd（每日 1 次）、消炎痛 25mg bid（每日 2 次）。中药易方如下：

> 黑附片 24g 先煎　　　穿山甲 6g　　全蝎 6g
>
> 酒大黄 6g　　炒知母 15g　黄柏 15g　　蜂房 10g
>
> 玄参 30g　　白芷 12g　　白芥子 12g

服药 20 余天，患者能用双拐自己行走，激素撤除。继续服上方，1976 年 3 月查血沉 44mm/h，关节肿痛消失，患者可扔掉双拐自己独立行走。5 月复查血沉 14mm/h，自己可独自行走来门诊治疗。7 月查血沉为 10mm/h，病情基本缓解，以丸药治疗。

【按】王大经教授认为，类风湿关节炎的发病，本在阳虚、肾气不足，加之风、寒、湿邪外侵，则致关节肿胀、屈伸不利，寒湿之邪内蕴机体可化生湿热，寒湿、湿热蕴久之后便可形成湿毒，病久可致骨痿筋挛。治疗方面，王大经教授早在 20 世纪 70 年代就明确指出类风湿关节炎的中医治疗分为发作期和稳定期两个不同的阶段，这与西医学将类风湿关节炎分为活动期与缓解期的观点几乎如出一辙。活动期王老予以清热解毒、祛湿消肿止痛，或温阳化湿、搜剔络邪，病情稳定缓解时则以培本固肾、养血通络为主。

该患者就诊时处于病情活动期（偏热型），以白虎加桂枝汤加减。方中以生石膏配伍酒大黄清气凉血，佩兰、白豆蔻、黄柏、黄芩清热解毒除湿，防己、防风、穿山龙、穿山甲、全蝎、白芥子祛风除湿，活血消肿止痛，反佐以麻黄、桂枝辛温通阳，温经和营止痛。患者服药 1 个月后，关节肿痛减轻，以肌肉萎缩、便溏之脾肾阳虚证为主要表现，则加用黑附片补火助阳、散寒除湿、温经止痛，配伍知母、黄柏、玄参，既可制约附子之燥烈，又可祛其余热，加用蜂房、白芷加强祛风消肿止痛之力。此外，王老认为，激素在控制急性炎症、减轻病人痛苦、缩短疗程方面有一定作用。在急性发作期，为了迅速控制症状，王老有时也加用。但激素副作用较大，病人对药物有依赖性，反复性大。一些病人在找王老诊治前已应用激素，针对这种情况，他根据病人病情先配合中药辅助，巩固疗效，然后再逐步撤去激素，以免反复。此时，王老常会重用附子，调整附子剂量，逐步替代激素类药物。

病案2

高某，男，25岁。矿工。

病史：1972年工伤右腿轧伤，后出现右膝关节剧烈疼痛，以后逐渐累及左膝、肩及手指小关节，伴腰部酸痛，逐渐出现手关节肿痛变形、大腿及臀部肌肉萎缩。查血沉24mm/h。

辨证：活动期（偏寒型）。

治法：温阳逐寒。

处方：炮附子30g 先煎　　　当归12g　　　鹿角霜12g
熟地黄24g　肉桂2g　　　生麻黄5g　　锁阳12g
狗脊15g　　鸡血藤24g　姜炭5g　　　淫羊藿12g
白芥子15g

其间曾加减选用穿山龙、百部、泽兰、蛇床子、全蝎、酒大黄等，治疗两年余，症状缓解，复查血沉8mm/h。

【按】该方由阳和汤加附子化裁，以温经散寒，活血通络，王老常用该方治疗活动期（偏寒型）类风湿关节炎。方中附子是寒证必用之品，王老认为关节明显肿痛变形、肌肉萎缩者，提示阴寒凝滞，常重用黑附片、肉桂，甚至黑附片与川乌、草乌同用。白芥子与麻黄也是王老治疗寒性关节肿胀常用的药对，两者配伍有通阳化痰消肿之功。

病案3

患者，女，42岁。1984年10月11日初诊。

病史： 患者反复四肢小关节肿痛、变形1年余，伴畏寒肢冷，腰膝酸软，疲乏无力。

舌脉： 舌质稍红，苔白，脉沉细无力。

检查： 类风湿因子（＋），血沉100mm/h。

辨证： 肾阳亏虚，风湿阻络证。

治法： 温补肾阳，祛湿通络。

处方： 桂枝10g 白芍30g 酒大黄15g 土茯苓30g

    石见穿30g 半枝莲30g 白芷15g 全蝎5g

    厚朴9g   穿山甲6g 黑附片20g先煎

    生地黄25g 熟地黄25g 乌药10g 防风10g

    防己10g

10剂，水煎服，每剂400mL，每日2次分服。

1984年10月22日二诊：四肢疼痛减轻，乏力稍减，继以上方加减。共服2月余，上症明显减轻，复查类风湿因子（－），血沉26mm/h。

【按】王大经教授治疗活动期偏寒型类风湿关节炎常用阳和汤加附子加减：以桂枝、附片、乌药温阳通经；二地、白芍补益肝肾，缓急止痛；穿山甲、全蝎、白芷、防风、防己、石见穿软坚散结，通络止痛；土茯苓、半枝莲解毒消肿；酒大黄入血分，祛血中湿毒；厚朴行气燥湿，全方共奏温阳祛湿、通经活络之功。王老治疗类风湿关节炎，用附子配伍熟地黄，可祛除熟地黄过于滋腻之偏性，阴阳双补，各扬其长；配伍大黄，可荡涤胃肠积热郁结，温经活血，消肿破滞。此外王老认为，白芍可除血痹，酒大黄可祛血中湿毒，白芷具有解毒之力。

（二）痛风

石某，男，58 岁。1987 年 8 月 21 日初诊。

病史： 患者左踝关节间断红肿疼痛 10 余年，曾按静脉炎、丹毒治疗，效不佳。1984 年在某三甲医院确诊为"痛风性关节炎"，服别嘌醇等药，症状好转。两个月前，左踝关节疼痛又作，时轻时重。3 天前饮酒、食羊肉引起左踝及左跖趾关节疼痛剧烈，局部红肿发热，左足活动受限、步履困难，服别嘌醇胃部胀痛，故停服而求治于中医。就诊时症见左踝、左足跖趾关节红肿，疼痛剧烈，夜间尤甚，不能入睡，大便秘结，3 日未行。

舌脉： 舌质红，苔黄腻，脉左弦滑，右沉弦。

辨证： 湿热毒瘀。

治法： 清热解毒祛湿，通利关节。

处方： 白鲜皮 30g　鱼腥草 30g　土茯苓 30g　石见穿 30g
白花蛇舌草 30g　　　金银花 30g　金银藤 30g
白芍 30g　全蝎 10g　酒大黄 10g　生白矾 10g
甘草 10g　芒硝 15g

5 剂，水煎服日 2 次，嘱其忌辛辣刺激及肥甘厚味之品，忌饮酒。

8 月 26 日二诊，服药 3 剂后疼痛大减，红肿明显减轻，夜间已能入睡，大便通，小便仍黄，5 剂服完后，左足踝、左跖趾关肿痛基本消失，皮温正常，皮色暗红，关节仍有轻痛，胃脘胀痛消失，大便每日一行，小便调，仍守上方，生白矾减至

5g，芒硝减至 10g，继服 5 剂，水煎服，日 2 次。

8 月 31 日三诊，服完上药，左足踝、左跖趾关节红肿消退，关节活动及挤压时仍有疼痛，余无不适。舌质淡红，苔薄黄，脉沉弦滑。

处方：石见穿 30g　　白花蛇舌草 30g　　　　土茯苓 30g

生白芍 30g　　白鲜皮 30g　　茵陈 30g　　防己 10g

酒大黄 10g　　蛇床子 10g　　水蛭 5g　　全蝎 5g

生黄芪 20g

继服 14 剂，2 周后左踝及跖趾关节疼痛消失，活动自如而愈。

【按】王老认为痛风是由于风寒湿邪侵入经脉，流注关节所致。症见关节肿痛，游走不定，痛势剧烈，屈伸不利，昼轻夜重。若邪郁化热，则见关节红肿热痛。治宜祛风散寒，化热者兼凉血清热。痛风性关节炎急性发作期，关节局部红肿热痛，王老认为是毒热蕴结关节所致，故将该证治疗视为"疔毒"，急性期治宜解毒清热，通络止痛。待关节红肿热痛减轻后，在清热解毒祛湿的基础上，加用益气活血之品善其后，巩固疗效。

（三）强直性脊柱炎

林某，女，29 岁。工人。

病史：患者于 1970 年 1 月患类风湿脊椎炎（今所指强直性脊柱炎），腰椎及颈项疼痛，形体消瘦，纳少，尿频。

检查：血沉 60mm/h。

辨证：寒热夹杂型。

治法：搜风通络。

处方：黑附片 30g 先煎　　　　　　　胆南星 10g　　茵陈 30g

龙胆草 6g	片姜黄 10g	桑枝 30g	桂枝 10g
当归 12g	千年健 15g	追地风 15g	紫草 5g
制川乌 30g 先煎		制草乌 30g 先煎	

共服药 3 个月，症状基本缓解，血沉恢复正常。

【按】20 世纪 70 年代尚无强直性脊柱炎病名，王老治疗脊柱受累为主的风湿痹痛注重温阳补肾，对于关节疼痛、阴寒凝滞、肌肉萎缩明显者，常会黑附片与川乌、草乌同用，且用量较大。同时辅以千年健、追地风、桂枝、当归、片姜黄、胆南星补益肝肾，搜风通络止痛。该患者处于病情活动期，血沉升高，王老常用龙胆草、紫草、茵陈、桑枝清热凉血止痛。

（四）痹证

张某，女，23 岁。

病史：1973 年 4 月开始背痛，后出现左膝关节痛，3 个月后左大腿肌肉萎缩，开始卧床。9 月来我院门诊就诊，症见右膝肿痛，自己不能支配左下肢，右肘及右锁骨痛，左手小指及右下颌骨痛，局部关节红肿热痛，自己不能行走。

检查：查血沉 70mm/h。

辨证：偏热型。

治法：清热解毒，祛痰通络。

处方：
百部 30g	防己 12g	穿山龙 15g	海藻 15g
芒硝 12g	酒大黄 6g	生石膏 30g	寒水石 12g
白芥子 15g			

同时加减选用石见穿、土茯苓、白鲜皮、皂角刺、穿山甲、全蝎等。长期服用王老自制百部酒（百部、杏仁、江米、石见穿、黄药子、穿山龙、人工牛黄），连续治疗至 1975 年 9

月，患者关节肿痛消除，已能跑步，恢复整日工作，复查血沉12mm/h。

【按】王大经教授治疗热盛型痹证常用《金匮要略》风引汤加减以清热解毒，消肿止痛。方中生石膏、寒水石、酒大黄、芒硝治以清热解毒，祛瘀通络，配伍防己、穿山龙、百部、海藻、白芥子祛湿消肿，化痰止痛。王老善用炒白芥子治疗关节肿痛，认为当其与温经通络之属配伍时，对寒性关节肿痛确有疗效，当其与清热解毒之品配伍时，对热性关节炎症亦有效果，他认为该药实为治疗痹证关节肿痛不可或缺之要药。

二、杂病

(一) 肩周炎

杨某，女，59岁。1987年11月30日初诊。

病史：左肩臂疼痛2月余，入夜尤甚，影响睡眠，关节局部怕凉，左臂活动受限，上举小于70°，不能做后背动作。左上肢三角肌、肱二头肌萎缩。

舌脉：舌淡红，苔薄白，脉沉弦。

中医诊断：肩凝症。

辨证：寒湿凝滞，筋脉失养。

治法：温经通脉，散寒除湿。

处方：

桂枝12g	白芍12g	甘草10g	干姜10g
柴胡10g	半夏10g	党参20g	葛根15g
片姜黄10g	黄芩6g	桑枝30g	全蝎5g

7剂，水煎服，日2次，嘱其坚持左肩臂功能活动。

12月7日二诊，药后左肩臂疼痛减轻、夜间已能入睡，但肩臂活动时仍疼痛，左臂上举大于90°，能做后背动作，仍以前法进退，上方去桑枝，加穿山甲 10g，继服 7 剂，水煎服，日 2 次。

12 月 14 日三诊，服药后疼痛明显减轻，左肩臂仅在大范围活动时疼痛，左臂上举大于 120°，左肩晨寒减轻，三角肌、肱二头肌较服药前饱满，舌质淡红，苔薄白，脉弦，再拟温通经脉、活血止痛之法。

处方：桂枝 10g　　白芍 20g　　甘草 10g　　干姜 5g

　　　　鸡血藤 20g　片姜黄 15g　五灵脂 10g　柴胡 10g

　　　　半夏 10g　　党参 10g　　全蝎 5g　　葛根 15g

　　　　黄芩 10g

又服三周，肩周炎治愈。

【按】年老者多气血亏虚，腠理失固，邪风湿淫易侵袭，导致气血失调，经脉不通。王老认为，该病是因肩部感受风寒湿邪，客于经脉分肉，阳气受遏所致，病位居于半表半里，治宜通阳除痹，扶正化滞。多采用桂枝汤与小柴胡汤合方。其中用桂枝汤以通阳除痹止痛，散寒除湿，小柴胡汤直达病所，并疏畅气机之郁滞，补中扶正，杜绝邪气深入太阴脾经，造成肌肉萎缩。王老治疗肩周炎常用半夏，认为半夏能除湿消肿止痛，肩凝症疼痛重者，半夏可以用到 20g，病重难愈者，可加用全蝎等虫类药，白芍用量还可加倍。

（二）颈椎病

余某，男，58 岁。1988 年 1 月 7 日初诊。

病史：双手臂麻木 5 个月，查颈椎 X 线片示颈椎骨质增生，现双手臂麻木，伴胀痛，肩臂发凉畏寒重，双手无力。

舌脉：舌淡，苔薄白，左脉弦，右脉沉细。

辨证：气虚血瘀，风寒阻络。

治法：益气养血，祛风散寒，活血通络止痛。

处方：生黄芪 60g　白芍 60g　海风藤 30g　木瓜 15g

当归 15g　桑枝 30g　黑附片 15g 先煎

熟地黄 20g　鸡血藤 20g　葛根 20g　穿山甲 10g

乌梢蛇 30g

1 月 13 日二诊，服上药 7 剂后，手臂麻木明显减轻，偶有胀痛，手指发凉畏寒亦缓解，双手无力较前减轻。舌质淡，苔薄白，脉沉弦，仍以前法进退。

处方：生黄芪 60g　白芍 60g　当归 15g　鸡血藤 20g

黑附片 10g 先煎　　　　熟地黄 30g　丹参 30g

木瓜 10g　葛根 20g　穿山甲 10g　白芥子 10g

柴胡 10g

此方加减，调治 2 个月后，双手麻木、胀痛诸症消失而愈。

【按】麻木、胀痛是颈椎病常见的症状，由颈椎骨质增生压迫相应的神经引起。麻木是指肌肤知觉减弱或消失，《黄帝内经》称之为"不仁"，《诸病源候论》言"不仁"之状为"其状搔之皮肤，如隔衣是也"。此类麻木多属气虚血滞，若麻木伴有胀痛，多为气郁血滞。气为血帅，血为气母，气行则血行，气虚或气郁均可引起血滞。气血郁滞，填塞经络，营阴失养，卫气失温故见上肢麻木，疼痛。王老认为颈椎病虚证麻木常伴有患肢软弱无力，实证麻木患肢伴有疼痛郁胀，临证要注意辨清虚实。治疗上遵循"虚者补之，实者泻之"的原则，补法以补气血为主，实证有祛风、散寒、行滞、活血、化痰等法，虚实夹杂之证，则当辨别孰轻孰重，权衡缓急，辨证施治。

（三）椎基底动脉供血不足

病案 1

李某，男，36 岁。1973 年 9 月 24 日初诊。

病史：1973 年 5 月某日突发眩晕，走路不稳，右半身不利，伴有不自主颤动，即送某医院住院治疗，诊为椎基底动脉供血不足、颈椎轻度骨质增生。症见：头晕微痛，右半身活动不利，右上肢颤抖，下肢软而无力，畏寒。

舌脉：舌苔薄白，脉弦细。

辨证：气滞血凝，痰阻经络，风邪内扰，阳气不通。

治法：益气活血，祛痰息风，温通阳气。

处方：生黄芪 30g　柴胡 12g　蕲蛇 12g　桃仁 24g
五灵脂 6g　白梅花 10g　熟地黄 30g　五味子 12g
白芥子 15g

二诊，服上方 8 剂，身颤好转。舌苔白，脉弦滑。易方如下：

生黄芪 30g　蕲蛇 15g　全蝎 6g　桃仁 24g
秦艽 10g　五灵脂 6g　白芍 30g　熟地黄 30g
茜草根 10g

三诊，服上方 16 剂，诸证均有好转。舌苔薄白，脉略弦。易方如下：

葛根 15g　党参 15g　白芍 30g　五灵脂 6g
乌梢蛇 15g　丹参 15g　桃仁 24g　紫草 5g
肉桂 5g

四诊，服上药 8 剂，诸证基本痊愈。舌苔脉正常，随处方嘱患者服 3 个月至半年。方药如下：

生黄芪 24g　白芍 30g　片姜黄 12g　熟地黄 30g

　　　　稀莶草 30g　鸡血藤 12g　生鹿角 15g

　　　　黑附片 24g 先煎　　　　　白芥子 12g

随访 1 年，证未复发。

病案 2

患者一般情况缺失。

病史：1975 年 7 月 21 日晨，突然右下肢麻感，继则仆倒，失语，右半身瘫痪，神志清楚，二三分钟后缓解复常。缓解后无不适感，至 8 月 1 日止，如此发作四次，有时须经一天始得缓解。发作前略觉头晕心烦，自 1963 年始患高血压病。经某医院检查诊为高血压动脉硬化，脑动脉痉挛，椎基底动脉供血不足，颈椎病。主症：曾数次晕厥仆倒，右脚略觉麻胀。查血压180/120mmHg。

舌脉：舌苔薄白，脉弦滑。

辨证：痰阻经络，气滞血瘀，上实下虚，阴阳气不相顺接。

治法：逐痰通络，理气化痰，协调上下，宣通阴阳。

处方：熟地黄 30g　全蝎 6g　　片姜黄 15g　穿山甲 6g
　　　　桃仁 24g　　红花 6g　　白芥子 15g

二诊，服上方药 10 剂，近日发病二次，证如前述，血压140/90mmHg，舌苔薄白，脉弦。

处方：葛根 15g　　白芍 30g　　熟地黄 30g　全蝎 6g
　　　　磁石 30g　　钩藤 12g　　桃仁 18g　　稀莶草 30g
　　　　川牛膝 24g

三诊，服上方药 24 剂，病未再犯。过劳则感右下肢沉重。舌苔薄白，脉弦滑。血压 140/90mmHg。

处方：葛根 15g　　桑寄生 15g　乌梢蛇 15g　全蝎 6g

　　穿山甲 6g　　熟地黄 30g　　白芍 30g　　酒大黄 6g

　　白芥子 15g

四诊，服上方药 10 剂，病未发作。以丸剂常服，巩固疗效。

处方：生黄芪 30g　　全蝎 15g　　桃仁 30g　　酒大黄 15g

　　　　熟地黄 30g　　白芍 30g　　牡丹皮 15g　　柴胡 30g

　　　　鸡血藤 15g　　五灵脂 15g　　白芥子 15g　　穿山甲 15g

　　　　葛根 30g　　　川芎 15g　　　莪术 15g　　　乌梢蛇 15g

用上方药制成蜜丸，每丸 10g 重，早晚各服 1 丸，追访 3 年，病未复发。

病案 3

陈某，男，51 岁。1975 年 10 月 18 日初诊。

病史：近 2 个月曾突然仆倒两次，神志清楚，数小时后如常。1975 年 9 月 4 日经某医院诊为椎基底动脉供血不足。既往 1971 年患胃溃疡，做胃切除术。1975 年患痢疾，此后血压经常在 150/100mmHg 左右。主症：近 2 个月猝倒两次。平素时有头晕，夜寐梦多，大便急迫、溏薄，小便时有迟缓。血压 120/90mmHg。

舌脉：舌苔白，脉弦。

辨证：益气化瘀，疏通经络。

处方：生黄芪 30g　　豨莶草 30g　　茺蔚子 15g　　白芍 30g

　　　　清半夏 12g　　熟地黄 30g　　全蝎 6g　　　桃仁 24g

　　　　乌梢蛇 15g　　葛根 15g

二诊，服上方 14 剂，头晕减轻，舌苔薄白，脉弦细。

处方：生黄芪 30g　　熟地黄 30g　　片姜黄 12g　　白芍 30g

　　　　丁香 5g　　　葛根 15g　　　白梅花 15g　　全蝎 6g

桃仁 24g

三诊，服上方 28 剂，头晕之证继减，大便正常，舌苔白，质淡红，脉略弦。

处方： 生黄芪 30g　白芍 18g　　黑附片 18g _{先煎}

桃仁 24g　　全蝎 6g　　熟地黄 30g　乌梢蛇 15g

葛根 15g

四诊，服上方 15 剂，诸证未作，唯右手稍有胀感。舌苔脉正常。

处方： 熟地黄 30g　豨莶草 30g　葛根 15g　　珍珠母 30g

五灵脂 6g　　全蝎 6g　　白芍 24g　　乌梢蛇 15g

白芥子 12g

嘱患者服此方药 10 剂，另配丸剂服用，以巩固疗效。

处方： 熟地黄 30g　生黄芪 30g　生白芍 30g　丁香 6g

五灵脂 12g　三七 10g　　鸡血藤 12g　酒大黄 10g

地龙 12g　　茺蔚子 15g　黄柏 12g　　乌梢蛇 15g

桃仁 30g　　葛根 15g　　全蝎 12g

用上方药 2 剂制成蜜丸，每丸 10g 重，早晚各服 1 丸。

五诊，丸药服尽。劳累后略觉头晕，余证均未再作。继配上方药服用。

病案 4

李某，男，47 岁。1976 年 10 月 29 日初诊。

病史： 1976 年 10 月 15 日午餐后，突然感觉颈部发硬，头晕，胸闷，气短，遂仆倒在地，四五个小时后缓解如常。10 月 20 日上午又突然发作，头晕、耳鸣、呕恶、呼吸困难，继则仆倒，经四五个小时后缓解。26 日再次猝倒，恶心呕吐，5 小时后缓解。每次仆倒，神志清楚，肢体不能动。既往高血压病史，经某医院诊为椎基底动脉供血不足、颈椎病。就诊时无任何不适之感，唯顾虑再次晕倒，故求治于中医。

舌脉： 舌苔白体胖，脉略滑缓。

辨证： 痰气阻络，阳气不能上达，阴阳气不相顺接。

治法： 疏通气机，活血通络，温通阳气。

处方： 熟地黄 30g　酒大黄 6g　　片姜黄 12g　鸡血藤 12g

黑附片 24g 先煎　　　　桃仁 24g　　白芍 24g

葛根 15g　　全蝎 6g　　乌梢蛇 15g

二诊，服上方 30 剂，上证未作，偶有头晕，舌脉正常。

处方： 白芍 30g　　豨莶草 30g　乌梢蛇 15g

黑附片 24g 先煎　　　　肉桂 5g　　穿山甲 6g

全蝎 6g　　玄参 30g　　酒大黄 6g　葛根 15g

白芥子 15g

三诊，服上方药 20 剂，诸证未作，血压 140/90mmHg，舌脉正常。

处方： 葛根 15g　　黑附片 24g 先煎　　　　白芍 30g

酒大黄 6g　全蝎 6g　　桃仁 24g　乌梢蛇 15g

清半夏 15g　川牛膝 15g

服此方 15 剂，另配丸剂服用。

处方： 豨莶草 30g　白芍 30g　　乌梢蛇 15g　全蝎 15g

酒大黄 15g　片姜黄 15g　黑附片 20g 先煎

五灵脂 15g　葛根 15g　　莪术 15g　生黄芪 30g

穿山甲 6g　黄柏 12g　　白芥子 15g

服上方药 2 剂制成蜜丸，每丸 10g 重，早晚各服 1 丸。

丸药服尽，患者又配一料服用。3 年后患者来门诊，自述证未发。

【按】以上四个病案均为王老治疗椎基底动脉供血不足病案。椎基底动脉供血不足属中医"厥证"范畴。《素问·厥论》曰:"厥,或令人腹满,或令人暴不知人,或至半日,远至一日乃知人者,何也? 岐伯曰:阴气盛于上则下虚,下虚则腹胀满;阳气盛于上则下气重上而邪气逆,逆则阳气乱,阳气乱则不知人也。"王老认为,气机逆乱,气血不通,阴阳气不相顺接的关键是阳气不通,故治疗本病的主要治法是鼓舞阳气,温阳通阳,疏利经脉,宣通阴阳,以治其厥。在温阳通阳的基础上,临证还须根据病情兼用益气、活血、化瘀、逐痰诸法。

(四) 胆囊炎

青某,女,53 岁。1977 年 3 月初诊。

病史:病人右上腹痛已 5 年,每年大发作 2 ~ 3 次。经某医院诊为泥沙状胆结石、慢性胆囊炎、更年期综合征。病发作时伴黄疸,血白细胞总数在 (1.5 ~ 2) ×10^9/L,谷丙转氨酶在 500U/L 以上,胆红素最高达 9.0mg/L 以上。每次发病住院治疗,输液并用大量抗生素,经月余症状才可缓解,各项检验指标逐渐正常。患者已全休 2 年,不能工作。多年来,或因过度疲劳,或因气候变化,或因饮食不当以及情志不舒而反复发病。始则神疲乏力,腹部胀满,呃逆嗳气,胸闷气短,口苦纳呆,继而右上腹不适、阵痛,由轻渐重,并有剧烈胀憋之感,甚则呕吐,吐后疼痛稍减。如果疼痛不减,则渐现黄疸,先两目发黄,后全身黄疸,时有低热,口渴狂饮,大便秘结,小便色黄,舌苔黄厚。就诊时症见:右胁胀痛,胃脘胀闷且有凉感,背觉酸痛,身觉燥热,时时自汗,面及下肢浮肿,晨起尤甚;周身乏力，纳食不佳。

舌脉：舌淡苔白，脉细。

辨证：肝气横逆，气机滞涩，中焦虚寒，运化无权，升降失常。

治法：疏肝理气，温中散寒，建运中州，升清降浊。

处方：黑附片24g 五灵脂6g 乌梅18g 石见穿30g
片姜黄12g 防己12g 柴胡12g 干姜5g
党参12g 黄柏12g

二诊，服上方药6剂，右胁胀感减轻，面肿亦减，舌脉同前。

处方：柴胡12g 石见穿30g 黄柏12g 清半夏12g
酒大黄5g 乌梅15g 五灵脂6g 厚朴6g
白芷12g 黑附片18g 炒皂角12g
白花蛇舌草30g

三诊，服上方药8剂，胁痛继减。舌苔白，质略淡，脉沉细。

处方：柴胡15g 石见穿30g 黄柏12g 酒大黄5g
乌梅18g 五灵脂6g 白芷15g 黑附片18g
炒皂角12g 白花蛇舌草30g 晚蚕沙12g
豨莶草30g 白芍24g

四诊，服上方药10剂，右胁很少作痛，面肿已消。舌淡白，脉细。

处方：柴胡6g 乌梅18g 黑附片24g 厚朴6g
党参12g 泽兰12g 黄柏10g 川椒目5g
五灵脂6g 白芍30g

五诊，诸证均见好转，下肢略有浮肿。

处方：生黄芪 20g　黑附片 18g　五灵脂 6g　泽兰 12g

　　　　乌梅 15g　　川椒目 30g　金钱草 15g　片姜黄 12g

　　　　白芷 12g　　黄柏 10g　　紫苏梗 5g　紫苏叶 5g

六诊，服上方药 40 剂，诸证未作。经查肝功能完全正常。

处方：生明矾 5g　　石见穿 30g　片姜黄 12g　蜂房 10g

　　　　泽兰 12g　　党参 12g　　柴胡 12g　　金钱草 15g

　　　　五灵脂 6g　　穿山甲 6g　　白芷 12g　　紫草 5g

七诊，服上方药 35 剂，右胁偶有不适，诸证均未发作。浮肿痊愈。检查肝功能正常，继予上方去泽兰、党参、穿山甲，金钱草加量至 30g，加黑附片 15g 服用。

八诊，服上方药 20 剂，患者自觉良好，诸证未发。舌苔薄白，脉弦细。

处方：石见穿 30g　泽兰 12g　　五灵脂 6g　党参 15g

　　　　柴胡 15g　　白芷 12g　　蜂房 10g　乌药 12g

　　　　白芍 24g　　金银藤 24g

九诊，诸证未作。舌脉同前。配蜜丸服用以收全功。

处方：石见穿 30g　川椒目 10g　紫河车 15g　乌梅 30g

　　　　黑附片 15g　酒大黄 15g　五灵脂 15g　川楝子 12g

　　　　三七 5g　　　干姜 5g　　　乌药 12g　　黄连 10g

　　　　牙皂 5g　　　穿山甲 10g　白芷 15g　　白芥子 12g

服上方药 2 剂制成蜜丸，每丸 10g 重，早晚各服 1 丸。

此后，患者一直服用此丸剂，至 1978 年 4 月，已上全班，正常工作。随访 5 年，病未复发。

【注】以上各病案汤剂均是隔日 1 剂，附片均是先煎 30 分钟。

【按】此证是足太阴脾、足厥阴肝、足阳明胃之为病。温里寒，振脾阳，是治疗本病大法。寒凝中焦，气滞血凝，故又兼调气活血化瘀法。针对本证，选乌梅丸、大柴胡汤两方加减使用。乌梅丸辛开苦降，温中散寒，活血通络；大柴胡汤通调气机，疏利中下二焦。两方加减合用，相得益彰，峻攻顽邪。本例治疗中并未根据西医诊断使用大量排石汤之药，而是根据中医辨证论治原则处方用药，使诸证俱消。可见，按照中医理论确定病邪所在脏腑经络，分清阴阳表里寒热虚实，治疗上灵机多变，不拘泥一病一方，很多疑难病证是可以缓解或完全治愈的。这是中医的特色、优点，应该发扬之。

（五）溃疡性结肠炎

患者，女，50岁。1984年12月10日初诊。

病史：患者反复腹泻、便秘，夹杂脓血20余年，近1年加重。经中西医多方治疗未效。就诊时症见腹泻、便秘，大便恶臭，夹杂脓血及成片肠黏膜，反复不全性肠梗阻，腹胀如鼓（腹围3.7尺），腹壁静脉怒张，不能进食，呈恶病质，全身浮肿。

舌脉：舌质紫暗，苔少，脉沉微欲绝。

西医诊断：溃疡性结肠炎，不全性肠梗阻。

中医诊断：便血。

辨证：脾肾阳虚，痰瘀互结。

治法：温补脾肾，祛湿散结。

处方： 土茯苓20g 乌药12g 麻黄10g 黄芪30g
白鲜皮30g 蛇床子15g 紫苏叶10g 紫苏梗10g
穿山甲10g 肉苁蓉30g 白术15g 晚蚕沙15g
炒皂角15g 五灵脂6g 肉桂5g 防风10g
防己10g

1984年12月17日二诊：服药7剂后腹胀大减，大便日行1次，腹痛亦减，精神转好，舌苔黄厚腻。继以前方加半夏15g，五灵脂改10g，继服。

1984年12月24日三诊：上述诸症均明显减轻，患者已可进少量流食。加减调理1月余，患者精神明显好转，大便已近正常，腹胀已不明显（腹围2.5尺）。

【按】此患者病属罕见，外院曾考虑为恶性肿瘤，王老处方治病求本，药物精炼，以黄芪、白术、肉苁蓉温补脾肾，益气扶正；麻黄、乌药、紫苏叶、紫苏梗温通阳气；土茯苓、白鲜皮、蛇床子、晚蚕沙、皂角祛湿解毒；穿山甲软坚散结。初见此案，棘手难治；初见此方，心存疑虑，经典难见，用药茫然，及后观察，疗效彰显，遂心悦诚服。此案此方，颇见王老辨证用药奇异玄妙之一斑。

（六）射精不能症

患者，男，29岁。1984年9月11日初诊。

病史：患者患阳痿、不能射精3年。时有阳痿，精神紧张时加重，不能射精，伴乏力，神疲，腰酸，性欲减退。

舌脉：舌淡苔白，脉沉细。

西医诊断：射精不能症。

中医诊断：阳痿。

中医辨证：肾阳亏虚，湿浊阻窍。

治法：温补肾阳，祛湿化浊。

处方：五灵脂6g　金钱草30g　虎杖30g　生白芍30g

　　　　阳起石30g　菟丝子30g　女贞子20g　旱莲草20g

　　　　韭菜子15g　滑石块30g　山萸肉20g

　　1984年9月18日二诊：患者服上药7剂，性欲渐增，勃起程度好转，余症均改善。继以上方加减，半个月后已可射精。

　　【按】射精不能症西医认为是射精中枢功能紊乱所致。医生多以温补肾阳治疗，王老治疗此证并非单纯温补，其认为此病与情志关系密切，湿浊阻窍为原因之一，故在用山萸肉、韭菜子、菟丝子、女贞子、旱莲草、阳起石温补肾阳的同时，以金钱草、虎杖、滑石块祛湿化浊，以五灵脂活血通窍，以白芍缓急益阴。药少而力专，遂获显效。

中篇　王为兰验案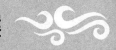

王为兰简介

　　王为兰（1913—2005），字哲翔，男，汉族，山东省烟台市人，共产党员。北京中医医院主任医师，北京中医学院教授，硕士研究生导师，首批国家级名老中医，全国老中医药专家学术经验继承工作指导老师，享受国务院特殊津贴专家，中华中医药学会风湿病分会顾问。

　　王老1930年从师于京城御医之后李少轩先生，1934年毕业于京城四大名医萧龙友、孔伯华先生创办的著名的北平国医学院中医系，1937年获得北平市政府颁发的中医证书，悬壶京城70余载。1956年王老在北京市政府成立北京中医医院后进入该院内科"痹证组"，成为国内最早从事风湿病研究的中医专家。

　　王老在痹证、热病及内科杂病上均造诣颇深，曾治愈诸多疑难杂病。他治学严谨，临床选用中药剂型多样，善用虫药，疗效显著。晚年专心于强直性脊柱炎的研究，率先提出强直性脊柱炎病位在肾和督脉，肾虚及督脉阻滞是该病的基本病机，创立益肾通督法，制定益肾通督汤、清热解毒除湿汤，形成了一套完整并行之有效的诊断治疗体系。此外，王老将卫气营血及三焦学说之温病辨证方法引入风湿性疾病活动期的治疗中，不仅拓展了温病学说的应用范围，并且对风湿性疾病活动期的发病机制提出了创造性的见解，他还创立了著名的院内制剂清热养阴除湿丸，临床取得显著疗效，为风湿病的研究和发展打下了坚实的基础，堪称一代风湿病学大家。

王老在数十年临床中先后撰写并发表学术论文20余篇，1994年其课题"运用养阴清热除湿汤治疗类风湿关节炎急性期的研究"获北京市科技进步三等奖，1995年课题"运用益肾通督法治疗强直性脊柱炎之探讨与研究"获得北京市科技进步二等奖、国家中医药管理局部级科技进步三等奖。2000年代表作《中医治疗强直性脊柱炎》获北京市中医管理局基础研究科技专著一等奖。被授予卫生部全国卫生文明先进工作者、北京市劳动模范等称号。1992年北京市中医管理局授予王老"医德高尚，医术精湛，功绩卓著，盛誉中外"荣誉。

验案赏析

一、风湿病

（一）强直性脊柱炎

1. 活动期

病案 1

杨某，男，20 岁。2001 年 3 月 19 日初诊。

病史： 9 年前患者出现左膝关节及下腰部疼痛，当地医院查 HLA–B27（+），并行骶髂 CT 检查后诊断为强直性脊柱炎。2001 年 1 月 20 日查血沉 57mm/h。现症见：胸腰骶尾部疼痛，双髋、双臀区、膝、踝、足跟疼痛，右膝关节肿痛，神疲倦怠，夜卧盗汗，小便黄，大便偏干。

舌脉： 舌质红，苔薄黄，脉弦滑。

辨证： 湿热毒邪，痹阻督脉。

治法： 清热解毒祛湿。

处方： 白花蛇舌草 30g　　　　连翘 30g　　金银花 30g

　　　　土茯苓 30g　白鲜皮 15g　半枝莲 15g　防己 15g

　　　　川牛膝 15g　泽泻 10g　　泽兰 15g　　黄柏 8g

　　　　生白芍 30g　生甘草 10g　苍术 10g　　生地黄 15g

30 剂，水煎服，日 1 剂，分 2 次服。配合氨糖美辛 0.1g

bid 口服。

二诊：2001 年 4 月 20 日来信，服药 30 剂症状有所缓解，各部位疼痛均减，行走近正常，右膝基本消肿，左脚跟痛楚大为减轻。屈伸仍关节作痛，双髋关节疼痛明显，脊柱按压时有疼痛，左膝肿胀，白天疼痛减轻，凌晨 2 ～ 5 时各部位疼痛发作，痛楚难忍，不能翻身，翌日起床活动后痛减，伴口干，盗汗，时有气短。舌苔薄。4 月 16 日当地查血沉 110 ～ 120mm/h。王老回信：患者服药后疼痛有缓解，但血沉较高，乃强直性脊柱炎急性发作。

处方：生黄芪 30g　土茯苓 30g　白鲜皮 20g　怀牛膝 15g
　　　　木瓜 15g　　防己 15g　　炒白术 15g　生白芍 30g
　　　　生甘草 10g　熟地黄 30g　白花蛇舌草 30g
　　　　虎杖 20g　　金银花 30g　砂仁 5g　　　杭白菊 15g

三诊：2001 年 6 月 23 日来信，服药近 1 个月，病情明显得到改善，左膝基本消肿，各部位疼痛白天基本消失，唯夜晚左髋、左膝、左脚跟间断作痛。6 月 22 日血沉 43mm/h。王老回信，过去血沉 57 ～ 110 ～ 120mm/h，这很可能是疾病加重时，吃药 1 个月血沉下降到 43mm/h，应继续服药 1 个月。调方后再服 1 个月，再验血沉，若下降至 20 ～ 30mm/h，就可服益肾通督汤了。

处方：生黄芪 30g　生白芍 30g　生甘草 10g　牡丹皮 10g
　　　　土茯苓 30g　白鲜皮 20g　怀牛膝 15g　丹参 20g
　　　　木瓜 15g　　防己 15g　　白术 15g　　熟地黄 30g
　　　　金银花 30g　白花蛇舌草 30g　　　　　虎杖 20g
　　　　砂仁 5g　　杭白菊 15g

四诊：2001 年 8 月 12 日来信，服用第 3 疗程中药近 40 天，疗效显著，疼痛基本消除，行走弯腰自如。8月7日、9日两次验血，血沉已降至16mm/h，现脚部较疲倦，尿黄。王老回信：

处方： 生黄芪 30g　熟地黄 20g　生地黄 15g　鹿角霜 10g

怀牛膝 15g　千年健 15g　牡丹皮 15g　土茯苓 30g

白鲜皮 20g　炒白术 15g　炒白芍 30g　生甘草 10g

白花蛇舌草 30g　　　　金银花 20g　太子参 30g

五诊：2001年9月20日来京复诊。药后病情平稳，关节及腰脊疼痛基本缓解，但有晨僵，容易疲劳。舌质淡红，苔薄白，脉弦。治疗给予益肾通督汤加减。

1年后随访：一直坚持服药，病情稳定，疼痛基本不再发作，且未有急性加重复发。

2年后随访：间断服药，病情平稳，其间病情无反复。

【按】血沉增快可作为强直性脊柱炎活动期的重要标志之一，临床患者此刻通常症见关节疼痛较重，有时甚至伴关节肿，活动明显受限，身热或有低热，口干，便干溲赤，舌苔薄白或薄黄，脉弦数等湿热毒邪蕴蒸之象，治疗多以清热解毒除湿立法，处方给予自拟清热解毒除湿汤加减（白花蛇舌草、半枝莲、虎杖、土茯苓、白鲜皮、生地黄、白芍、忍冬藤、川乌、桂枝）。一般经过一两个月，病情大都能够得以控制，血沉降至正常范围，病情深重者疗程较长。夜卧痛重是病在血分，加血分药牡丹皮、丹参。正如本例病案中所见，经治疗病情活动性很快减弱。

病案 2

周某，女，27岁。2000年10月24日初诊。

病史： 2000年7月受凉后出现右腿行走及上下楼时疼

痛，穿鞋袜和翻身均困难，晨起不敢弯腰负重，口服消炎镇痛药可暂时减轻。之后左腿开始疼痛。外院查血沉 48mm/h，HLA-B27（+），MRI 及 X 线片显示"双侧骶髂关节间隙不窄，关节面毛糙，部分层面关节面缺损，关节面骨质硬化、增生"，诊断：强直性脊柱炎。症见：下腰及双髋关节疼痛，晨僵，不能坚持工作，口燥咽干，耳鸣。

舌脉：舌质红，苔黄厚腻，脉弦细数。

西医诊断：强直性脊柱炎，早期隐匿型（缓慢发展）急性发作。

辨证：湿热毒邪，痹阻督脉。

治法：清热解毒祛湿。

处方：白花蛇舌草 30g　　　　白鲜皮 15g　金银花 30g
　　　　土茯苓 30g　半枝莲 15g　草河车 15g　连翘 30g
　　　　白茅根 30g　黄柏 10g　　滑石 30g　　车前草 30g
　　　　紫草 10g　　生地黄 20g　生甘草 10g

14 剂，水煎服，每日早晚各 1 次，每日 1 剂。

二诊：服药 14 剂，骶髂及髋关节疼痛减轻，上楼、行走时均不作痛，已能间断上班，二便调，月经有血块，舌质红，苔黄厚腻，脉弦滑。复查血沉 48mm/h。治疗继续以清热解毒为法，佐以养血活血。

处方：白鲜皮 15g　金银花 30g　土茯苓 30g　连翘 30g
　　　　半枝莲 15g　生白芍 30g　生地黄 20g
　　　　白花蛇舌草 30g　　　　生甘草 10g　川牛膝 15g
　　　　当归 10g　　地龙 10g　　黄柏 10g　　牡丹皮 10g

14 剂，水煎服，每日早晚各 1 次，每日 1 剂。

同时兼以治本，予益肾通督胶囊 2 包（方同益肾通督汤），每次4粒，每日3次。

三诊：症状大减，已无疼痛不适感，并可正常上班工作，舌质红苔白厚，脉弦缓。复查血沉31mm/h。症状改善，血沉下降，病情日趋稳定，治以补肾养血，兼以清热除湿。

处方：白芍 30g　　生地黄 15g　当归 10g　　　地龙 10g

怀牛膝 15g　木瓜 15g　　金银花 30g

白花蛇舌草 30g　　　　土茯苓 30g　藿香 15g

白鲜皮 15g　黄柏 10g　　牡丹皮 10g　炒栀子 10g

生甘草 10g

14剂，水煎服，每日早晚各1次，每日1剂。

同时继服益肾通督胶囊。

四诊：右髋关节疲劳后时有疼痛，余无不适。舌苔白略厚，脉弦缓。复查血沉21mm/h。

处方：狗脊 15g　　鹿角霜 10g　炒白芍 15g　生地黄 15g

当归 10g　　地龙 10g　　土茯苓 30g　白鲜皮 15g

金银花 30g　白花蛇舌草 30g　　　　草河车 15g

生甘草 10g

10剂，水煎服，每日早晚各1次，每日1剂。

后可停汤药，继续服用益肾通督胶囊，每次4粒，每日3次。

五诊：近3个月工作十分紧张，但病情稳定，症状一直未有复发，始终自觉精力充沛。舌苔薄白，脉弦滑。仍以益肾通督胶囊12包（3个月）口服，继观疗效。

3个月后随访：病情稳定，无不适感。继服成药巩固疗效（后将益肾通督胶囊改变剂型为丸剂，配制服用）。

1年后及2年后各有随访：病情平稳，能够胜任紧张工作。

并且一直坚持服用益肾通督丸。

【按】本例亦为强直性脊柱炎活动期患者，治疗仍以清热解毒除湿立法，处方给予自拟清热解毒除湿汤加减。经治疗，病情活动性很快减弱并稳定，继而需要过渡进入缓解期治疗才算得治疗完整。稳定期王老用自拟益肾通督汤（组成：鹿角胶、狼狗骨胶、龟甲胶、淫羊藿、补骨脂、巴戟肉、菟丝子、炒杜仲、续断、熟地黄、枸杞子、山萸肉、女贞子、当归、白芍、炒白芥子、水蛭、蜈蚣、细辛、川乌）补肾养血，此过程需要患者很好坚持，长期配合治疗。

病案 3

冯某，女，27 岁。2001 年 4 月 2 日初诊。

病史：腰骶疼痛 1 月余，伴右肩、髋、膝关节痛，脊柱活动障碍，晨僵，自觉低热，体温不高，曾在北京多家西医院就诊，查血红蛋白浓度 90 ～ 100g/L，血沉 34 ～ 48mm/h，骶髂 CT "双侧骶髂关节炎"，确诊为强直性脊柱炎。症见：腰脊、臀区、膝关节疼痛，晨僵，虽时有低热，但经常恶寒肢冷，轻度贫血，面色无华。

舌脉：舌质淡胖润，脉沉细无力。

辨证：气血不足，肾阳虚损，督脉瘀滞。

治法：补益气血，益肾助阳，通督止痛。

处方：生黄芪 30g　熟地黄 20g　砂仁 5g　　　川乌 10g
　　　　　草乌 10g　　生甘草 10g　当归 10g　　白芍 15g
　　　　　狗脊 15g　　炒杜仲 15g　续断 20g　　肉苁蓉 20g
　　　　　鹿角霜 10g　枸杞子 15g　陈皮 8g

二诊：服药 7 剂腰痛减轻，现颈项疼痛怕风，血沉 31mm/h，舌脉同前。

处方：当归 10g　　炒白芍 25g　　熟地黄 20g　　生黄芪 30g
　　　　狗脊 15g　　羌活 10g　　葛根 30g　　桑枝 30g
　　　　桂枝 10g　　生甘草 10g　　杭白菊 15g　　牡丹皮 10g
　　　　鹿角霜 10g

三诊：腰骶疼痛进一步减轻，仅左侧臀区痛，颈项强痛下至膏肓，右胁有时痛，不走窜，大便溏。舌脉同前。根据症状认为强直性脊柱炎活动期，当抑制其继续发展，以杜绝其转变为中晚期，仍治以补肾益气养血，调经通督。

处方：狗脊 15g　　菟丝子 15g　　熟地黄 20g　　砂仁 5g
　　　　葛根 30g　　赤芍 15g　　白芍 15g　　鹿角霜 10g
　　　　当归 10g　　枸杞子 15g　　炒白术 10g　　细辛 3g
　　　　川乌 10g　　阿胶 10g　　鹿衔草 15g

四诊：腰痛已缓解，骶髂不痛，仅感腰酸，膝、足跟偶痛，颈项至左前胸骨处疼痛，有时午后低热，但恶风寒，困倦嗜睡，头脑昏沉，气短乏力，时耳鸣腹胀，大便不畅，2 日一行，血沉降至 20mm/h。舌质淡胖润，脉沉细。经治血沉降至正常，症状减轻，说明病势初步得到控制，继续予以补益气血，巩固前效。

处方：生黄芪 30g　　当归 10g　　炒白芍 10g　　地骨皮 15g
　　　　葛根 30g　　桂枝 10g　　鹿角霜 10g　　熟地黄 20g
　　　　生地黄 20g　　青蒿 15g　　炒阿胶 10g　　牡丹皮 10g
　　　　川芎 10g　　生鳖甲 12g

五诊：上方 14 剂，诸症轻，综合分析证属气血不足，肾阳虚损，督脉瘀滞，予以成方调养收功。

处方：鹿角胶 45g　　龟甲胶 45g　　紫河车 45g　　狗脊 60g

肉苁蓉 45g	熟地黄 90g	生地黄 75g	枸杞子 45g
生黄芪 100g	炙甘草 30g	当归 45g	阿胶 45g
炒白芍 60g	蜈蚣 21 条	葛根 60g	细辛 30g
骨碎补 45g	陈皮 30g	香附 30g	川芎 45g
红花 45g	川乌 45g	生磁石 100g	炒杜仲 45g
怀牛膝 45g	盐黄柏 30g	炒白术 45g	郁金 30g
砂仁 30g			

共为细面，炼蜜为丸，重 10g，早、晚各 1 丸。

【按】患者为青年女性，症见身痛隐隐，体弱肢冷，面色少华，腹胀耳鸣等一派气血肾阳不足之象，而无丝毫身热口干、便干溲赤等湿热内蕴之征象，且血红蛋白 90～100g/L，故虽血沉 34～48mm/h，但王老未依通常所用之清热解毒除湿法治疗，转而首以益气养血补肾为法。实践证明，经治病人气血充足之后，病情同样得到了控制，而血沉也随之下降。因此临床切忌失于辨证，舍本逐末，一概机械地予以清热解毒除湿法降血沉，导致药不对症而贻误病机。所以临床必当治病求本，灵活变通，方能收效。

2. 稳定期

病案 1

张某，男，23 岁。1998 年 3 月 25 日初诊。

病史：患者 1994 年（19 岁）出现腰骶部疼痛，伴有后背部疼痛，并伴膝、踝关节及足跟痛。当地中医院诊为"先天性骶尾骨裂并腰肌劳损"，曾经服用大活络丹效果不明显。后逐渐出现腰背及胸骨疼痛，左肩胛骨、双髋关节疼痛，腰部僵直，弯曲活动受限，冬季加重、夏季减轻。北京某三甲医院检查，血沉 17mm/h，HLA-B27（+），骶髂关节 X 线片提示"强直性脊柱炎"。家族中舅舅及兄、弟均患有"强直性脊柱炎"。症见：腰及双髋疼痛，伴膝关节疼痛，无明显肿胀，不怕冷，睡眠差，多梦，食欲正常，大便调。

舌脉：舌质淡，苔薄白，脉弦滑。

辨证：阴阳失调，气滞血瘀，督脉瘀滞。

治法：调和阴阳，活血化瘀，通调督脉。

处方：桑寄生 30g　狗脊 15g　　生鹿角 10g　生地黄 20g
　　　　女贞子 30g　桃仁 10g　　红花 10g　　延胡索 10g
　　　　胆南星 10g　桂枝 15g　　白芍 30g　　生甘草 10g
　　　　地龙 15g

14 剂，水煎服，每日早晚各 1 次，每日 1 剂。

二诊：药后腰髋疼痛减轻，膝关节仍然作痛，眠差梦多，舌质淡，苔薄白，脉弦沉。给予调和阴阳，安神定志治疗。

处方：狗脊 15g　　鹿角霜 10g　熟地黄 20g　川牛膝 15g
　　　　木瓜 15g　　桃仁 10g　　威灵仙 10g　骨碎补 10g
　　　　生龙骨 30g　生牡蛎 30g

30 剂，水煎服，每日早晚各 1 次，每日 1 剂。

三诊：服药后腰髋膝痛均有缓解，睡眠好转，做梦减少，病情稳定。上方为阴阳双调、安神定志之剂，属于"一时之计"，不可久服，否则不能达到益肾通督的根本目的。因此给予治本丸药图之。

处方：生地黄 45g　山萸肉 30g　枸杞子 45g　狗脊 45g
　　　　炒杜仲 45g　续断 60g　　鹿角霜 45g　败龟甲 45g
　　　　玄参 45g　　首乌藤 90g　胆南星 30g　水蛭 30g
　　　　骨碎补 30g　牙皂 20g　　知母 30g　　黄柏 30g
　　　　延胡索 30g　牡丹皮 30g　龙胆草 30g　生石膏 100g

　　　　羌活 30g　　蜈蚣 21 条　　葛根 30g　　鸡血藤 30g
　　杭白菊 30g

　　以上诸药共为细面，炼蜜丸，每丸重 10g，每日早中晚各
服 1 丸，温开水送下。

　　【按】王老强调：治病必求于本，强直性脊柱炎稳定期的
治疗虽有脏腑阴阳的偏重区别，但其大法总不离"益肾通督"。
"益肾"有补益肾阴、补益肾阳、补益阴阳之不同，"通督"有
活血、通络、泻浊、化湿、补益、充通之区别。本方中生地黄、
山萸肉、枸杞子、败龟甲、熟地黄、桑寄生、玄参、女贞子、
杜仲、桂枝、续断、狗脊、牛膝、白芍、骨碎补、鹿角补益肾
之阴阳、充养肝肾精血、充填督脉，葛根、羌活祛风除湿，水
蛭、牙皂、蜈蚣、延胡索通脉止痛，鸡血藤活血通脉，石膏、
知母、龙胆草、牡丹皮清热凉血，杭白菊清肝。之所以方药构
成繁杂，是因疾病病位深入，临床病情复杂，变化多端，患者
之间症状互有不同，所以大法之下又有万变，万变之中又不离
其宗，治病求本同时还需临床辨证。临床只要细心观察体会，
一定能够熟练掌握其中规律和奥秘。

　　病案 2
　　张某，男，15 岁。1999 年 11 月 13 日初诊。
　　病史：患者 1999 年 8 月 26 日无诱因出现发热，体温
38.6℃，伴全身关节疼痛，在当地医院住院治疗，查白细胞总
数 14600/mm³，血红蛋白浓度 126g/L，血沉 102mm/h，类风湿
因子（－），HLA–B27（＋），肝肾功（－），骶髂关节片提示"骶
髂关节面模糊不清，部分关节面毛糙"。经予菌必治、水杨酸类
药物治疗后，关节疼痛略有减轻，发热较入院前降低，以下午

为主，体温在 38～39.5℃。9 月 28 日诊为"强直性脊柱炎"，予强的松 30mg qd、甲氨蝶呤 15mg qw、柳氮磺胺吡啶 1.0g tid 口服后，体温降至正常，关节疼痛减轻，于 10 月 13 日带药出院。现症见：双臀区、足踝、足跟疼痛，劳累后加重，口干，有时耳鸣，便干溲赤。

舌脉：舌苔薄黄，脉弦数。

辨证：湿热毒邪内蕴。

治法：清热解毒除湿。

处方：白花蛇舌草 30g　　　　金银花 20g　土茯苓 30g
　　　　白鲜皮 15g　白芍 30g　　生甘草 10g　生地黄 20g
　　　　虎杖 15g　　半枝莲 15g　金银藤 30g　草河车 15g
　　　　地骨皮 15g　牡丹皮 10g

1999 年 12 月 26 日二诊（其父代诉）：40 剂药后疼痛减轻，腰不痛，双髋不痛，两膝关节肿痛，手腕、足跟痛，食欲尚佳，大便有时不成形，近 1 周已停服激素，现服氨糖美辛，血沉从 102mm/h 降至 49mm/h。继予清热解毒汤剂每日 1 剂，上方加木瓜、牛膝引经。

处方：白花蛇舌草 30g　　　　土茯苓 30g　白鲜皮 15g
　　　　杭白芍 30g　生甘草 10g　生地黄 15g　虎杖 20g
　　　　半枝莲 15g　金银藤 30g　地骨皮 15g　牡丹皮 10g
　　　　防己 15g　　茯苓 15g　　连翘 30g　　木瓜 15g
　　　　川牛膝 15g

2000 年 2 月 18 日三诊：双足后跟痛，拒按，长时间行走加重，甚至跛行，下蹲时不能吃力，已停服激素 2 月余，但仍面圆颧红体胖，无乏力，口已不渴，血沉 10mm/h。舌苔薄白，脉沉细。

处方：川牛膝 15g　木瓜 15g　　黄柏 10g　　生地黄 15g

　　　　生甘草 10g　白芍 30g　　茯苓 15g　　地龙 10g

　　　　北沙参 15g　生鹿角 10g　牡丹皮 12g　秦艽 15g

　　　　苍术 10g　　防己 10g

2000 年 4 月 18 日来函四诊：服汤药及氨糖美辛 2 片 bid。现足跟痛轻，仅走路时略感疼痛；双膝关节痛时作，活动受限减轻，能够蹲下并坚持 1 分钟；双侧腕关节偶尔交替作痛；其余关节未作疼痛，各关节均不肿。大便日 2 行。平素体胖，服激素后更甚，近来体虚肥胖程度减轻。查血沉 13mm/h。2000 年 7 月 10 日王老回函：

处方：威灵仙 10g　秦艽 12g　　木瓜 15g　　怀牛膝 15g

　　　　熟地黄 15g　山萸肉 10g　千年健 15g　独活 10g

　　　　杭白芍 20g　生甘草 10g　炒扁豆 20g　当归 10g

　　　　砂仁 3g

2000 年 8 月 23 日来函五诊：药后病情稳定，8 月 15 日血沉 25mm/h。遂改予成药：

处方：鹿角胶 30g　龟甲胶 30g　川牛膝 45g　木瓜 45g

　　　　熟地黄 60g　枸杞子 45g　山萸肉 30g　葛根 60g

　　　　片姜黄 45g　桂枝 30g　　杭白芍 30g　千年健 45g

　　　　独活 45g　　水蛭 30g　　红花 45g　　羌活 30g

　　　　炒白术 45g　生薏苡仁 60g　　　　　　狗脊 45g

　　　　续断 45g　　骨碎补 30g　蜈蚣 20 条　牙皂 30g

　　　　砂仁 20g　　白芥子 45g　川乌 45g　　草乌 45g

　　　　生甘草 30g

共为细面，自装大 4 号胶囊，每服 4 粒，每日 3 次。

2001 年 1 月 19 日来函六诊述：除膝关节不太灵活外，余无不适。继服上药。

2001年5月28日来函七诊述：膝、腕、踝不太灵活，下蹲时间约10分钟即作痛，站起时双腿不能直立，需运动几下才能恢复。蹲时踝关节不能用力弯曲，否则作痛；腕关节内翻时比较外翻时痛；近日低头困难，项痛，项强；久立足痛，休息后缓解；腰微痛；怕热，热天汗出多。2001年6月8日王老回函："关节基本不痛，只感胀硬，血沉不快，提示病情稳定，且处在骨质险些破坏致残的后遗表现阶段，在吃药同时应加练太极、形意等，帮助僵硬的关节恢复功能，这时需要吃点苦。"

2001年8月4日来信诉：经过每日慢跑等锻炼，膝关节较以前大为灵活，除了上课（课堂、操场均可）以外，每天还能帮父母做些农活。此时患者强直性脊柱炎基本得到控制。

【按】该强直性脊柱炎患者经过10个月的治疗，病情进入缓解阶段，又经近1年的体能锻炼配合药物，病情得到明显控制。方中患者颈项痛，予片姜黄、桂枝、白芍、生葛根祛上身风寒；双足跟时有痛楚，予川牛膝、木瓜、山萸肉、枸杞子补肾引经；膝关节活动受限、下蹲困难，予牛膝、千年健、松节、独活强筋壮骨；足掌久立刺痛，予水蛭、木瓜、山萸肉、红花、熟地黄补肾阴，活血通络；手掌腕关节外展、内翻时痛，予桂枝、桑枝、羌活祛上肢风寒；长时间走路上体略强迫前倾，予葛根、鹿角霜通督；大便偏稀，予白术、生薏苡仁健脾气。

病案3

刘某，男，33岁。1997年9月25日初诊。

病史：1984年当兵时即有腰痛发作，伴晨僵，活动约15分钟后减轻。当时未予在意。复员后腰痛经常发作，连及腰背部，自服止痛药物症状减轻，但未系统诊治，直到今年在天津查HLA–B27（＋），血沉 86mm/h，并拍 X 线片诊断为"强直性脊柱炎（中期）"。现症见：颈项强痛发硬，胸肋疼痛较重，腰骶疼痛较轻，有时头痛（血压正常），脘腹胀满，容易饥饿，但不欲食，喜暖畏寒，周身无力，大便溏薄。在我院查血沉 25mm/h。

舌脉：舌苔薄白，脉沉弦无力。

辨证：脾肾气虚，正邪相争，督脉瘀滞。

治法：温补脾肾，扶正祛邪，通调督脉。

处方：生黄芪 30g　白术 10g　　陈皮 10g　　炙甘草 10g
　　　　续断 30g　　葛根 30g　　狗脊 15g　　党参 15g
　　　　鹿角霜 10g　枸杞子 15g　菟丝子 15g　骨碎补 10g

21 剂，水煎服，日 1 剂，分 2 次服。

二诊：服药后颈项及胸肋疼痛减轻，腰骶部隐隐作痛，食欲仍未改善，四肢困倦，脘腹胀满，舌质淡，苔薄白略腻，脉沉缓无力。查血沉 15mm/h。给予温补脾肾，芳香开胃，通调督脉。

处方：生黄芪 30g　陈皮 10g　　砂仁 6g　　鸡内金 10g
　　　　焦三仙 30g　太子参 30g　菟丝子 15g　炒杜仲 15g
　　　　炒莱菔子 10g　　　　　厚朴 10g　　枳壳 10g
　　　　鹿角霜 10g

30 剂，水煎服，日 1 剂，分 2 次服。

三诊：食欲大增，能食味香，四肢有力，精神较好，但腰骶部仍隐隐作痛，劳累后加重，舌质淡，苔薄白，脉沉缓。此为肾阴阳两虚，督脉瘀滞，法当补肾为主，少佐通督之品。

处方：鹿角胶 10g　败龟甲 10g　续断 30g　　狗脊 15g
　　　　鹿衔草 15g　炒杜仲 15g　菟丝子 15g　鸡内金 10g

熟地黄 20g　山萸肉 10g　骨碎补 10g　川乌 10g

细辛 5g　　肉桂 5g　　炮附子 10g

30 剂，水煎服，日 1 剂，分 2 次服。

四诊：服药后略感口干，时有口腔溃疡，腰骶部隐痛好转，精神较佳，舌质淡，苔薄黄，脉弦沉。此为年轻，虚不受补，辛热药用量偏多所致。现病已明显好转，当考虑给予滋阴助阳，佐以通督药物治疗。因患者家住外省，就医路途较远，来往不便，故给予丸药以作缓治。

处方：鹿角胶 45g　龟甲胶 45g　炒杜仲 45g　狗脊 60g

熟地黄 60g　枸杞子 45g　生鹿角 30g　水蛭 30g

胆南星 30g　炒知母 45g　盐黄柏 45g　续断 45g

生地黄 60g　怀牛膝 45g　蜈蚣 21 条　地龙 45g

鹿衔草 45g　杭白芍 45g　菟丝子 45g　生甘草 30g

一料。诸药共研为细面，鹿角胶、龟甲胶烊化兑入，炼蜜为丸，每丸重 10g，每日早中晚各服 1 丸，温开水送下。

2 年后随访，病情稳定，其间未有加重复发。

【按】患者 10 年前就有腰痛症状，每年必有发作，未得到及时治疗，最近一两年才得以确诊为"强直性脊柱炎"。就诊时表现的症状均为脾肾气虚证，因此初诊处方给予温补脾肾。二诊辨证仍属脾肾气虚，胃气呆滞，不纳饮食，督脉瘀滞，治疗大法不变。三诊脾胃运化功能恢复，而以肾阴阳虚损为主，因此给予益肾通督治疗，后症状减轻，以益肾通督汤为主方加减化裁，配成丸药，以方便坚持，巩固治疗。

病案 4

韦某，女，24 岁。1996 年 10 月 24 日初诊。

病史：患者8年前（16岁时）出现下腰部疼痛，当地多次治疗无效，病情逐渐加重，出现骶髂关节及腰背部疼痛，伴有晨僵，髋关节活动受限。当地医院检查，拍X线片显示"骶髂关节间隙变窄"，提示"强直性脊柱炎"。曾经给予扶他林、雷公藤多苷等，症状无显著改善。今来我院就诊，查血常规正常，血沉10mm/h，类风湿因子（－），HLA-B27（＋）。现症见：腰骶部隐隐作痛，双胁肋时有刺痛、时作隐痛，脊柱按压时疼痛，屈伸活动略感困难，食欲不佳，月经不调，伴有痛经，每26日行经一次，经期量少，困倦嗜睡，骨内蒸热，自觉怕冷，大便数日一行。

舌脉：舌苔薄白，脉弦沉细。

辨证：肝郁脾虚，肝肾阴虚，督脉瘀滞。

治法：疏肝健脾，滋补肝肾，通调督脉。

处方：

当归30g	炒白芍30g	川芎20g	生地黄30g
狗脊45g	白术30g	枸杞子30g	香附30g
醋柴胡20g	郁金20g	陈皮20g	木瓜30g
菟丝子45g	熟地黄45g	鹿角胶30g	蜈蚣21条

一料，诸药共研为细面，鹿角胶烊化兑入，炼蜜为丸，每丸重10g，每日早中晚各服一丸，温开水送下。

二诊来信：药后病情好转，腰骶部隐痛明显减轻，双胁肋疼痛、脊柱压痛、屈伸活动困难均有减轻，但仍有胁肋部胀痛，烦躁焦虑，倦怠头痛，精神不振，除了正常工作、起居就是睡眠，因顾虑疾病影响，尚未婚嫁，并来信中咨询。王老立即回信："病有好转，不影响结婚。"并再拟一方，立法疏肝解郁为主，兼以滋补肝肾，通调督脉。

处方：当归45g　炒白芍45g　香附45g　合欢花45g

炙首乌 45g	醋柴胡 30g	川芎 30g	地骨皮 45g
栀子 30g	枳壳 30g	郁金 30g	陈皮 30g
牡丹皮 30g	生麦芽 45g	生地黄 45g	熟地黄 45g
狗脊 45g	鹿角胶 45g	龟甲胶 45g	肉苁蓉 45g
枸杞子 45g	木瓜 45g	杭白菊 30g	白蒺藜 30g

一料，诸药共研为细面，鹿角胶、龟甲胶烊化兑入，炼蜜为丸，每丸重 10g，每日早、中、晚各服一丸，温开水送下。

三诊来信函诊：病情继续好转，目前结婚怀孕，患者本人对此十分顾虑，不知是否堕胎。王老回信："结婚后怀孕，这说明你的身体状况很好（不必有任何顾虑）……在怀孕时期，先停治疗，不用服药。"

后来信：接到王老的回信后，顾虑消除，停止服药，来年春天产下一女孩，孩子出生后身体一直很好。目前患者仅仅有时感到头痛，其他症状十分稳定。

【按】该患者十六七岁患病，8 年后才来京治疗，因家住外地，来京复诊困难，故给予丸药调整治疗，并仅仅依靠书信函诊，及时性和准确性都受到影响。然而患者经过自 1996 年 10 月至 1998 年 6 月共计 20 个月时间，病情转归较为理想。王老在此给予疏肝解郁的加味逍遥丸加减，使患者得以肝气冲和，顽疾得到控制，生活工作婚姻能够正常进行，生活质量大大提高，真正达到了"以人为本"的治疗境界。

（二）类风湿关节炎

病案 1

崔某，女，60 岁。1990 年 7 月 7 日初诊。

病史：四肢关节疼痛肿胀半年，累及双腕、指间、膝、踝、足趾关节，晨僵，局部灼热，活动受限，双趾关节变形，伴间断低热，曾经在外院明确诊断为"类风湿关节炎"。现仍多关节红肿热痛，伴有间断低热，生活不能自理，形体消瘦，纳呆，夜间疼痛较重。

舌脉：舌质红，苔薄黄，脉弦细数。

辨证：风湿化热，瘀阻经络。

治法：清热凉血，化瘀通络。

处方：生石膏 30g　知母 12g　黄芩 10g　桑枝 30g
　　　　金银藤 30g　防己 18g　赤芍 25g　地龙 18g
　　　　豨莶草 15g　桂枝 10g　白芍 15g　丹参 30g

7 剂，水煎服，日 1 剂，分 2 次服用。

二诊：关节红肿热痛有所减轻，仍有时低热。效不更方，继服上方加地骨皮 15g，牡丹皮 15g，14 剂。

三诊：关节肿痛明显减轻，活动受限较前明显好转，已无低热。嘱继续服用上方 20 剂，以巩固疗效。1 个月后随访，关节症状基本消失。

【按】类风湿关节炎活动期部分病人临床表现为关节局部肿热疼痛，部分甚至局部发红，属于中医"热痹"范畴，参考舌质红苔薄黄、脉弦细数，辨证当属热重于湿，病位在上焦及中焦气分，因此给予清气分热药物为主，方用桂枝白虎汤为主方化裁，而仅予一味防己祛湿治疗，再佐以凉血活血，祛风通络，获得疗效。王老认为中医治疗本类证候，可与反应性关节炎参照，异病同治，辨证用药。

病案 2

傅某，女，40 岁。工人。

病史：患类风湿关节炎已6年，手指肿痛，两腕僵直，膝关节痛不能下蹲，手持物不便，腿行路不稳，月经提前。经中西医治疗，症状无明显减轻，血沉始终较高，最近化验血沉70mm/h。

舌脉：舌质红，脉弦滑。

辨证：急性发作期，热盛型。

治法：凉血解毒，祛风除湿止痛。

处方：犀角地黄汤加味。

生地黄12g　牡丹皮9g　白芍12g　水牛角9g

蕲蛇9g　　木瓜12g　牛膝9g　　秦艽9g

治疗经过：服药28剂，膝关节痛减轻，血沉下降至23mm/h，症状好转，继续门诊观察。

【按】王老治疗热盛型类风湿关节炎常用白虎加桂枝汤或犀角地黄汤加减。气分热盛者用白虎桂枝汤，血分热盛者用犀角地黄汤加减，或两者合用者亦有之。该病案方中生地黄、牡丹皮、白芍、水牛角清血分热；秦艽、蕲蛇搜剔风湿；牛膝、木瓜治疗下肢僵硬、引经通络，组方精炼，药少力专，疗效肯定。

病案3

周某，女，57岁。1993年1月24日首诊。

病史：关节肿痛间断发作2年，近1年加重。初期因上呼吸道感染后出现发热，周身关节胀痛，经西医治疗后减轻，但仍反复发作关节肿痛，累及双侧指间关节、掌指关节、腕、足趾、踝、膝关节，肿胀疼痛，彻夜不能眠，曾经在某医院确诊为类风湿关节炎。就诊时症见：双手近端指间关节、左侧足趾关节红肿疼痛，双腕、双膝关节肿痛，活动受限，不能持物，不能下蹲，晨僵，行走困难（需要搀扶），畏风怕冷。类风湿因子（+），血沉 57mm/h。

舌脉：舌质红，苔薄黄，脉弦细。

辨证：风寒化热，日久伤阴，发成骨痹。

治法：清热养阴，消肿止痛，祛风通络。

处方：桂枝 10g　　川乌 10g　　生甘草 10g　　桑枝 30g

　　　　　金银藤 30g　半枝莲 10g　白花蛇舌草 30g

　　　　　白鲜皮 15g　草河车 15g　土茯苓 30g　防己 10g

　　　　　白芍 15g　　生地黄 15g

7 剂，水煎服，日 1 剂，分 2 次服用。

1993 年 1 月 31 日复诊：药后各个关节疼痛症状明显减轻，夜间可以安然入睡，怕风怕冷减轻，独自步行前来就诊。时关节仍肿胀明显，双手不能握拳，舌脉同前。续服上方 30 剂，关节肿痛缓解，关节功能明显改善，复查血沉 20mm/h。

【按】本方为王老自拟清热养阴除湿汤。本例患者属于风寒化热，热扰营血，兼有风寒者，故见关节肿胀疼痛，彻夜不眠，怕风怕冷，所以用桂枝、川乌、白芍温经和营止痛，又有舌质红、舌苔薄黄，脉弦细等热毒炽盛之象，故加入清热解毒药物，佐以祛湿消肿，养阴（和营）通络。

病案 4

李某，女，27 岁。农民。

病史：患类风湿关节炎，手足已变形数年余。现手足关节肿痛灼热，两腿发凉，月经来时周身疼痛，稍微劳累则疼痛加重，不能参加劳动。查血沉 117mm/h。

舌脉：舌边红，苔薄白，脉滑数。

辨证：寒热错杂，热重于寒。

治法：清热解毒、搜剔风湿为主，佐以祛寒。

处方：酒大黄 3g　　黄柏 12g　　地龙 12g　　熟地黄 30g

　　　　白芷 15g　　麻黄 5g　　姜黄 12g

　　　　炮附子 30g 先煎 40 分钟　　乌梢蛇 12g　　蜂房 9g

连服 14 剂，乌梢蛇、蜂房间或改用皂角刺 30g，穿山甲 9g，症状有所减轻，但足趾、膝盖仍痛。再以原方加减，重点在于清热解毒。

处方：白鲜皮 15g　　酒大黄 9g　　鹿角霜 6g　　鸡血藤 15g

　　　　蜂房 9g　　地肤子 9g　　黄柏 12g　　乌梢蛇 15g

　　　　白芥子 12g

连服 21 剂，足趾痛减轻，血沉 66mm/h，仍继服原方至症状消失，血沉复查为 40mm/h。为了巩固疗效，再以原方加减。

处方：白鲜皮 30g　　白芥子 16g　　蛇床子 12g　　鹿角胶 9g

　　　　蜂房 6g　　炒知母 9g　　黄柏 9g　　酒大黄 5g

又服 40 剂，症状均消失，血沉下降至 22mm/h。

【按】本患者既有手足关节肿痛、局部灼热又有下肢怕凉的表现，属寒热夹杂型类风湿关节炎，治法宜清热解毒、温经散寒合用。

病案 5

赵某，女，60 岁。退休工人。1991 年 1 月 12 日初诊。

病史：全身多关节疼痛 3 年余，长期服抗风湿药物。3 天前突然指、趾、肩、膝、踝关节对称性剧烈疼痛，双下肢如在冷水中，浮肿、麻木，不能行走，晨僵整日不能缓解，双手不能握拳，关节周围可触及风湿结节，压痛明显，神疲乏力，纳少便溏。查血沉35mm/h，类风湿因子（＋），C反应蛋白20mg/L。在某医院诊断为类风湿关节炎，治疗罔效。

舌脉：舌暗淡苔薄白，脉弦缓。

辨证：寒湿痹阻，气血失和。

治法：温经散寒，通络止痛。

处方：

生黄芪 30g	赤芍 30g	白芍 30g	生甘草 10g
炙川乌 10g	细辛 5g	鹿角霜 10g	肉桂 6g
茯苓皮 30g	鸡血藤 30g	独活 10g	陈皮 10g
熟地黄 20g			

水煎服，日1剂，分4次服。

服上药14剂后诸关节肿痛明显好转，在室内能自己下床活动，小便清长，纳佳便溏，舌脉同前。上方既效，守方去熟地黄，加白术20g，继服24剂后，指、趾、肩、膝、踝关节剧烈疼痛全部消失，肌肉仍酸痛，纳可，乏力，舌脉同前。血沉降为25mm/h，类风湿因子阳性。上方去肉桂、川乌，加桂枝、秦艽、千年健各10g，再服24剂，临床症状全部消失，血沉降为20mm/h，类风湿因子阴性，C反应蛋白12.5mg/L。为巩固疗效，制为丸药继续服用。

【按】该患者因系素体阳虚之人感受寒邪，寒滞经脉，气血瘀阻所致。王老善用辛温大热的麻、桂、乌、附、细辛等以达散寒除痛的目的。他认为，寒凝之痹痛非大剂量辛温药物不能胜其寒，如离照当空，则寒凝自化。但此类药性燥，有伤阴耗气之弊。故王老用生黄芪以补之，白芍酸寒以缓之，甘草以和之。如此不但温经散寒之力强，而且燥烈之性去，使寒邪得除，络脉通行，气血调和，痹通痛消。

病案 6

刘某，女，56 岁。家庭妇女。

病史：患类风湿关节炎久治不愈，近 5 个月加重，全身关节疼痛，怕风怕凉，手腕、足踝关节肿而不红，左腕僵直，面色微黄而白，气短不欲食，舌质淡，脉沉弦细，血沉 90mm/h，曾服一些清热凉血解毒止痛剂，疗效不佳反而加重。

辨证：脾气亏虚，寒湿阻络。

治法：温经散寒、搜剔风湿为主，佐以补益气血。

处方：阳和汤加味。

熟地黄 50g	鹿角霜 15g	姜炭 15g	麻黄 10g
肉桂 10g	生黄芪 15g	当归 15g	陈皮 10g
乌梢蛇 20g	怀牛膝 20g	白芥子 20g	大枣 5 枚
鸡血藤 25g			

连服 15 剂症状略好转，随症加减太子参、白芍、防己、白术、附子、细辛等，继服 30 剂痛轻肿消，血沉 60mm/h，改服阳和丸 120 丸，早晚各 1 丸，症状消失，血沉 30mm/h，基本痊愈。

【按】类风湿关节炎活动期以关节肿痛但不红、伴冷痛怕风为主要表现者辨证为寒盛型，王老常用阳和汤合麻黄附子细辛汤加减以温经散寒，通经活络止痛。方中炒白芥子、麻黄消关节之阴寒痰湿；熟地黄补肾阴，增精髓，壮筋骨；鹿角霜（或鹿角胶）补肾阳，强腰脊，温督脉；黄芪、当归、大枣健脾益气养血；鸡血藤、肉桂、乌梢蛇祛风散寒，活血通络止痛。

病案 7

胡某，女，49 岁。售货员。1991 年 6 月 29 日初诊。

病史：四肢关节肿胀疼痛 8 年，逐渐出现关节僵直、屈伸不利，曾在某医院诊断为类风湿关节炎，先后服用过消炎痛、布洛芬、强的松等，症状时轻时重。近1年来指、趾、腕、踝关节对称性肿胀畸形，不能坚持工作，提前退休。

检查：血沉71mm/h，类风湿因子阳性，抗核酸抗原抗体（抗核抗体，ANA）（＋），IgG 24.24g/L，IgA 6.39g/L。

舌象：舌质暗，边尖有瘀斑，苔薄白略腻。

辨证：痰瘀互阻，脉络不通。

治法：活血通络，软坚散结。

处方：生黄芪30g　当归12g　赤小豆30g　桑枝30g

　　　　皂角刺30g　赤芍30g　白芍30g　生甘草10g

　　　　全蝎3g　　生牡蛎30g　鸡血藤30g　穿山甲6g

　　　　丹参30g

7剂，每日1剂，水煎分2次服。

二诊：诸关节肿胀疼痛明显减轻，能站立，但行走仍有不便。舌、脉同前。以上方化裁，随症加减，继服2个月诸关节肿痛基本消失。活动自如，血沉降至30mm/h，类风湿因子阴性。现已正常上班，将上药配制成丸，巩固疗效。

【按】类风湿关节炎病程日久，血瘀、痰阻壅滞经络关节，气血闭阻，痰瘀互结，可出现关节僵直畸形，甚至关节功能丧失。此类证型王老常用穿山甲、皂角刺、生牡蛎等药燥湿化痰，软坚散结；当归、丹参、赤芍、白芍、鸡血藤等活血、化瘀、通络、养血；并配伍虫类之品如全蝎等镇痉止痛，搜剔络邪。王老特别强调，虫类药多辛温不宜多用久服，否则会耗气伤阴，加速关节僵直畸形。此期除治痰、治瘀外，必须重视扶正，而扶正祛邪的药物是否用之得当，亦是治疗用药之关键。

病案8

李某，女，32岁。

病史：四肢关节间断肿痛半年余，加重3个月。患者半年前久居湿地，后开始出现四肢大小关节肿痛，并逐渐加重，现已屈伸不利。外院明确诊断为类风湿关节炎。刻下四肢关节屈伸不利，僵直变形，活动受限，怕冷，时关节隐隐作痛，肿不明显，查类风湿因子阳性、血沉15mm/h。

舌脉：舌质淡苔白，脉沉细。

辨证：寒湿阻络，血虚瘀滞。

治法：温经散寒，活血通络。

处方：

当归15g	川芎15g	桂枝15g	赤芍15g
乳香10g	全蝎15g	穿山甲15g	白芥子15g
蕲蛇10g	蜂房10g	没药10g	路路通15g

上方服用1个月，关节疼痛发作减少、疼痛程度明显减轻。原方改配丸药，以固疗效。后多次随访，病情平稳，能够正常工作，其间未有复发加重。

【按】类风湿关节炎日久或关节变形后，属于中医"顽痹"范畴，证型往往兼有明显瘀邪阻络，经脉痹阻之象。该例病人即是在寒湿阻络同时，兼有瘀邪，因此王老针对类风湿关节炎稳定期患者，在给予散寒同时加以养血活血，通络止痛的药物治疗，特别使用虫类药物，加强通络作用，同时兼有止痛作用，临床效果较好。

病案9

吴某，女，65岁，退休工人。1991年7月27日初诊。

病史：患者同年1月出现两膝关节冷痛无力、下蹲困难，指、趾关节对称性肿痛、僵硬、活动受限，曾到本市某医院确诊为类风湿关节炎，予阿司匹林、布洛芬、雷公藤等药物治疗，病情仍未得到控制。现累及颈、肩关节疼痛，膝关节肿痛，疼痛难忍，伴心慌、气短、全身乏力，纳少便溏。

检查：血沉 92mm/h，类风湿因子（+），C 反应蛋白 70mg/L，X 线片提示：符合类风湿关节炎改变。

舌脉：舌质淡，苔薄白，舌边有齿痕，脉沉弦。

辨证：气血不足，风寒阻络。

治法：益气养血，佐以通经活络。

处方：生黄芪 10g　太子参 30g　鸡血藤 30g　丹参 30g
　　　　白芥子 10g　当归 10g　　何首乌 20g　秦艽 30g
　　　　金银藤 30g　赤芍 30g　　生地黄 12g　白芍 20g

7 剂，水煎服，日 1 剂，分 2 次服。

二诊：1991 年 8 月 4 日，药后四肢及周身关节肿胀疼痛减轻，全身较前有力，舌脉同前。以上方调服 1 个月，周身关节肿痛已基本消失，仅膝关节微肿，久行后更甚，继以前方去丹参、鸡血藤，加萆薢 20g，木瓜 15g。继服半个月后，全身症状尽除，健如常人，复查血沉 20mm/h，类风湿因子（－），C 反应蛋白 12.5mg/L。

【按】类风湿关节炎病久不愈，邪侵入里，可致使肝肾不足，气血亏损，经脉闭阻，而致遍身关节隐隐作痛，四肢麻木，体酸无力，关节强直，功能丧失。治疗该类型的类风湿关节炎应注重补气养血，通经活络。王老临床中常用当归、白芍、阿胶、首乌、二地、枸杞子、菟丝子、续断、杜仲之类，养血补肝肾；生黄芪、太子参、党参、白术、茯苓健脾益气；鸡血藤、络石藤、海风藤、金银藤、秦艽、丹参、赤芍等通经活络。血充痛自除，经通痹自消。王老告诫我们：凡风湿痹，切忌风药频投；因风药燥血，虚痹用燥药必造成血虚络涩、疼痛不止。诚如《临证指南医案》中说："羌、防、葛根，再泄其阳，必致增剧，焉望痛缓。"

（三）幼年类风湿关节炎

病案1

尚某，男，10岁，学生。1991年7月10日初诊。

主诉：高热伴关节肿痛3个月。

病史：患者1991年4月淋雨受凉后出现高烧，体温高达38.5～39.5℃，后出现右足小趾关节红肿热痛，逐渐出现右膝关节肿痛，行走困难，颈部僵硬，生活不能自理，曾先后于北京两家医院住院，诊为类风湿关节炎，服用萘普生、阿司匹林等治疗3个月，症状不减，体温略降，且出现神疲乏力，不思饮食，畏热汗出。患者痛苦不堪，因病情加剧故慕名来诊。

查体：体温38.5℃，脉搏120次/分。左手关节变形，握拳困难，右膝肿，浮髌试验阳性，右足面红肿，局部灼热，颈痛不能旋转，压颈试验和臂丛牵拉试验阳性。

检查：血沉70mm/h，C反应蛋白63mg/L，类风湿因子（＋）。

西医诊断：类风湿关节炎。

舌脉：舌质红，苔薄白，脉弦滑数。

辨证：湿热蕴结，日久伤阴。

治法：养阴清热，祛湿通络。

处方：桑枝15g　金银藤15g　青风藤15g　土茯苓15g
　　　　白鲜皮20g　牡丹皮10g　生地黄30g　葛根15g

半枝莲 15g　虎杖 15g　　白花蛇舌草 15g

人工牛黄 1g 分冲

水煎服，日 1 剂，分 4 次服用。

7 月 14 日复诊，关节热痛减轻，出汗减少，体温降至 37.6℃，纳食有增，可以在室内扶物活动。舌脉同前。上方继服 4 剂，服法同前。

7 月 19 日三诊，体温渐趋正常，颈能转侧，膝部略能屈曲下蹲，起卧不需他人帮忙，夜间盗汗止，精神明显好转，饮食知味，口干喜饮，动则心悸，舌质红，少苔。上方去葛根、人工牛黄，加沙参 30g，麦冬 15g，五味子 6g，以上方随证化裁调治月余，症状全部消失，活动自如，徒步如常，右膝关节经 X 线片复查未见异常，化验检查指标均已正常，停药观察至今未见复发。

【按】此患者寒湿久郁，郁久化热，况小儿乃纯阳之体，感邪之后易以化热，二因结合，湿热病生，病久不愈，损伤阴液。且久服解热镇痛发汗之品，使阴伤更甚，病邪羁留，故高热不退；湿热阻滞，经络不通，故见关节肿胀等证出现。以中晚期类风湿关节炎急性发作期最为多见，在治疗上王老十分重视养阴清热止痛法，常用自拟养阴清热祛湿汤治疗，临床疗效颇著。

病案 2

李某，女，5 岁。1991 年 3 月 14 日初诊。

病史：患儿 3 年前洗澡时不慎受风受凉，之后出现双膝、踝关节反复肿热疼痛。近半年以来上述关节肿大变形，活动受限，并伴有双手指间关节肿热疼痛，反复发热。曾在多家医院就诊，查血沉 100mm/h，乳酸脱氢酶（LDH）、肌酸激酶（CK）均较正常值明显升高，心电图示窦性心动过速，心率 120 次 / 分，诊断为"幼年类风湿关节炎"，服用阿司匹林、布洛芬、强的松、雷公藤等药物治疗后，血沉下降至 60mm/h 后不再继续减低。近日出现肝功能异常，考虑为药物性肝损害可能性大，因此停用西药，寻求中医治疗。现仍多关节反复肿热疼痛，伴发热，体温 38～39℃，入夜尤甚，时伴皮肤粟粒样皮疹，随热势升降而时隐时现，口干不思饮，食欲尚可，大便秘结。

舌脉： 舌质红绛，苔黄厚少津，脉细数。

辨证： 风寒湿邪，化热入里，耗血伤阴，湿浊中阻，闭阻关节。

治法： 清热凉血，养血育阴，除湿通络。

处方： 生地黄 15g　牡丹皮 10g　生白芍 12g　丹参 15g
　　　　知母 10g　　金银花 15g　金银藤 20g　青风藤 25g
　　　　鸡血藤 20g　防己 8g　　甘草 8g　　炒白术 10g
　　　　白芥子 6g

14 剂，水煎服，日 1 剂，分 2 次服用。

二诊： 服药 14 剂后夜热退却，关节肿热疼痛减轻，皮疹消退。现上午发热，体温＜38℃，口干喜饮，大便秘结，舌尖红，苔白厚少津，脉滑数有力。

辨证： 热在气分，耗液伤阴，湿浊中阻，闭阻关节。

治法： 清气和胃，除湿通络。

处方： 生石膏 20g　知母 10g　金银藤 20g　桑枝 15g
　　　　炒麦芽 10g　陈皮 10g　焦山楂 6g　木瓜 10g
　　　　生白芍 12g　防己 10g　川牛膝 10g　茯苓 10g
　　　　生甘草 6g　泽泻 6g

三诊：服药14剂后，发热消退，左膝、右踝关节肿热痛消，右膝、左踝关节热痛减轻。现仍右膝、左踝关节肿大，右手腕略肿，口已不干渴，食欲尚可，仍大便秘结，舌质淡红，苔白，脉细缓。

辨证： 脾胃不足，痰湿阻络。

治法： 健胃消导，通络散结。

处方： 炒白术6g　　炒鸡内金5g　炒麦芽10g　　生山楂10g
　　　　　秦艽8g　　　杭白芍15g　　生甘草5g　　威灵仙6g
　　　　　黄药子6g　　山慈菇10g　　夏枯草8g　　炒莱菔子8g
　　　　　白芥子6g　　防己8g

复诊随访：服上方24剂，患儿关节肿热疼痛基本消失，除下蹲不利外，其余活动自如，其间偶有发热，每次发热1～2小时可自行缓解，食欲佳，二便调。舌质淡红，苔薄白，脉缓。复查肝功能、心肌酶均恢复正常，血沉30mm/h。效不更方，间断服药，后患者正常上学。

【按】王老认为幼年类风湿关节炎与成年类风湿关节炎不同之处在于：小儿为纯阳之体，外邪入侵体内后，易于从热而化，热蕴生毒，热毒互结，进而耗伤阴津；小儿稚阴稚阳，形气未充，一旦感受外邪，最易传变，故热毒迅速入里，进入气分血分，从而闭阻经络，导致关节肿痛；小儿脏腑娇嫩，脾胃尚未充足，易虚易实，且久病用药，易使脾胃损伤，因此幼儿患病，需重脾胃，特别是在用大队滋阴药同时，要佐以健胃消导之品，以免滋腻碍胃。本例患儿即为感受风寒湿邪之后，化热生毒，伤阴阻络，出现关节肿热疼痛，经过清热养阴，除湿通络，消导和胃等一系列治疗后，得以正常生活学习。

（四）反应性关节炎

病案1

毕某，女，50岁。1990年7月14日初诊。

病史： 双下肢结节红斑1个月，伴关节红肿热痛2周。外院查抗链球菌溶血素"O"试验（简称抗"O"试验）＞500IU/mL，血沉50mm/h。症见双膝、踝关节红肿热痛，关节及双小腿胫骨前多发结节红斑，无发热，伴口干喜冷饮，头晕乏力，心烦多梦，纳呆，小便黄。

舌脉： 舌质红，苔白腻稍黄，脉濡数。

辨证： 湿热内蕴，气郁血结。

治法： 清热祛湿，宣痹止痛，理气散结。

处方： 生石膏20g　知母10g　苍术10g　陈皮10g
　　　　　茯苓皮30g　防己15g　赤芍30g　独活10g
　　　　　鸡血藤30g　生薏苡仁20g　穿山甲10g　黄连10g

7剂，水煎服，日1剂，分2次服。

二诊： 双下肢关节红肿热痛明显减轻，结节红斑消退，遗留色素沉着，余症大为减轻，舌质淡红，苔白腻，脉濡。效不更方，继服上方14剂。

三诊： 关节红肿热痛完全缓解，诸症消失，复查抗"O"试验及血沉已恢复正常。

【按】反应性关节炎是指继发于身体其他部位感染的急性非化脓性关节炎，临床常表现为关节肿痛突然发作，有时关节局部红肿热痛，常伴有呼吸道、泌尿道、消化道、生殖系统感染，我们临床将该类疾病列属于中医"热痹"范畴。王老治疗热痹强调首先需要区分湿热轻重，热重于湿者当清热为主，反之湿重于热者当祛湿为主，如湿热并重者，则当清热除湿并重。

本例患者即属于后者，即表现为湿热并重，因此治疗重用生石膏、知母、黄连清热，苍术、陈皮、茯苓皮、防己、独活、薏苡仁祛湿，祛湿药虽多，清热药亦重，湿热并除，双管并举，佐以赤芍、鸡血藤、穿山甲入血分，清热活血散结，取得了良好疗效。

病案 2

寇某，男，34岁。1989年9月9日初诊。

病史：近日无明显诱因突发双膝关节红肿疼痛，活动不利，行走困难，伴双下肢结节红斑，双眼结膜充血，口干，二便调。查血沉44mm/h。

舌脉：舌红苔白厚，脉弦滑。

辨证：风湿热邪，侵袭关节。

治法：祛风除湿，清热通络。

处方：

生石膏 30g	知母 15g	蒲公英 30g	滑石 30g
金银花 15g	连翘 10g	防己 15g	丹参 15g
茺蔚子 10g	防风 10g	生地黄 15g	木通 10g
白茅根 30g			

7剂，水煎服，日1剂，分2次服。

二诊：双膝关节红肿热痛明显减轻，结节红斑消退，双眼充血好转。双踝关节肿痛，大便调，舌质红，苔薄白，脉弦滑。上方去白茅根，加青葙子10g，继服7剂。

三诊：膝关节红肿热痛完全缓解，双踝关节疼痛明显好转，但仍肿，双眼红翳已消。右腕关节略微肿胀，二便调，舌红苔白，脉弦细。上方去防风、白茅根、青葙子，加桂枝15g。

四诊：关节肿痛完全缓解，胃脘胀，二便调。舌淡红边有齿痕苔白，脉弦细。考虑此因久用寒凉药物，胃脘受到损伤所致。此时给予健脾和胃，温经通络。方用香砂六君子汤加减：

处方： 砂仁 3g　　木香 10g　　陈皮 10g　　太子参 15g
　　　　生白术 10g　茯苓 12g　　炙甘草 6g　　秦艽 10g
　　　　桂枝 10g　　生白芍 10g　生地黄 15g　红枣 5 枚

7 剂，水煎服，日 1 剂，分 2 次服。

五诊：药后胃脘胀满消失，食欲好转，关节肿痛未有发作，二便调，舌淡红边有齿痕苔薄白，脉弦细。上方去砂仁、白芍、生地黄，加炒麦芽 15g，威灵仙 10g，郁金 10g。

后经随访，查血沉 6mm/h，病告痊愈，未再发作。

【按】反应性关节炎除了表现有关节肌肉症状，还常伴有关节外表现，其中皮肤黏膜出现结节红斑、眼部出现感染性结膜炎等即为最常见的关节外症状，本例患者热毒炽盛，临床表现有眼炎，提示火邪上炎，结节红斑提示热毒进入营血，属于热重于湿，故当以清热为主。给予生石膏、知母、蒲公英、金银花、连翘大队清热药物治疗，并佐以茅根、生地黄清凉营血，取得疗效。但久用寒凉药物之后，又恐患者脾胃受损，因此再予健脾和胃之香砂六君子收功。

（五）结节红斑

病案 1

苏某，女，36 岁。1986 年 2 月 5 日初诊。

病史： 患者反复在四肢部位出现结节红斑多年，每年复发数次。半个月前于外感后出现发热，四肢结节红斑再次复发，局部红、肿、热、痛，伴双膝关节疼痛较甚，纳可，二便调。化验检查血沉 35mm/h，抗"O"试验正常。

舌脉：舌苔薄白，脉弦滑。

辨证：风湿化热，瘀阻血络。

治法：清热化湿，化瘀通络。

处方：生石膏 30g　知母 10g　草河车 20g　川牛膝 15g

　　　　木瓜 15g　　威灵仙 12g　丹参 20g　　赤芍 15g

　　　　水蛭 10g　　生地黄 30g　白芍 15g　　皂角刺 30g

28 剂，水煎服，日 1 剂，分 2 次服。

二诊：服药 28 剂之后，结节红斑完全消退，双膝关节基本不再作痛。略感腰痛，舌苔薄白，脉沉弦。复查血沉已经正常。遂拟一丸药，以巩固疗效。

处方：当归 10g　　川芎 9g　　白芍 10g　　赤芍 10g

　　　　木香 10g　　狗脊 12g　　生地黄 15g　鸡血藤 20g

　　　　丹参 15g　　炙黄芪 20g　秦艽 15g　　威灵仙 10g

　　　　水蛭 10g

上药 3 剂，共研细末，炼蜜为丸，重 10g，每天早、晚各服 1 丸，温开水送下。

1 年后信访：服用上述成药后自行停药。自服药后病情稳定，至今未再复发。

【按】结节红斑常为风湿病伴随症状或早期症状，属于风湿病活动的临床表现之一。王老此时选用生石膏、知母、草河车等清热解毒；用川牛膝、木瓜等祛风除湿；丹参、赤芍、白芍、生地黄、水蛭等凉血活血化瘀；威灵仙、皂角刺等软坚散结。王老认为，该患者此时虽然常常表现为血沉增快，但总体而言，不属于风湿病重症，故治疗以祛除红斑为主，待红斑消除后再予以治疗"风湿病"原发病变。但临床亦有部分患者以治疗风湿病原发病为主，而以治疗结节红斑为辅，要根据临床具体分析。当以治疗结节红斑为主时，王老通常给予清热解毒、活血通络药物同时，加入水蛭，疗效常常十分显著。水蛭一味药，善入血分，逐瘀散癥结，消除蓄水，活血化瘀。王老通过临床观察后认为，水蛭力量优于一般的活血药，且其破瘀血而不伤新血，散结节而不伤正气，还可减少疾病复发。

病案 2

袁某，女，23 岁。1978 年 1 月 4 日初诊。

病史：患者两周来腿膝痛，两踝红肿灼热，小腿起有红色结节红斑并疼痛，关节时痛，大便干燥，当时医生诊断为"风湿性结节性红斑"，查血沉 34mm/h。

舌脉：舌苔薄白，脉沉滑。

辨证：风湿化热，袭于皮腠，血热瘀滞。

治法：清热解毒，活血通络。

处方：金银花 15g　连翘 12g　秦艽 12g　牡丹皮 10g
　　　　赤芍 12g　川牛膝 12g　桑枝 30g　生地黄 12g
　　　　泽兰 15g　穿山甲 3g　皂角刺 25g　水蛭 12g

在上方的基础上前后服药 36 剂，随证加减当归、紫草、丹参、白芍、防己、生薏苡仁、黄柏、陈皮、水牛角、酒大黄等使用。

红斑已退，硬结有黄豆大未消，阴天关节有酸感，证候明显好转。舌苔薄白，脉弦数。

处方：金银花 15g　金银藤 30g　柴胡 10g　桃仁 10g
　　　　红花 10g　川牛膝 10g　木通 6g　赤芍 15g
　　　　羌活 6g　丹参 15g　大黄 6g　独活 6g
　　　　水蛭 12g

上处方服 25 剂，结节红斑、关节疼痛等症均愈，唯血沉不降，检查仍 34mm/h，继服丸药以观后效。

处方：丹参 30g　　金银花 30g　生甘草 18g　赤芍 30g

　　　　酒大黄 25g　柴胡 25g　　当归 30g　　生白芍 30g

　　　　水蛭 25g　　防己 30g　　独活 15g　　陈皮 15g

　　　　鸡血藤 45g　地龙 30g

共为细面，炼蜜为丸重 10g，早晚各服 1 丸。丸药服毕诸证尽消，检查血沉 10mm/h。再配一料，继续服用巩固疗效，约治 4 个月痊愈，血沉正常。

1979 年 12 月追访年余，未复发。

1982 年 8 月又来我院治疗其他病，追问风湿结节红斑，自述未再复发。

【按】此病案为风湿化热，袭于皮腠，血热瘀滞所致结节红斑，先以银翘散加减清热解毒，活血通络，在此基础上加祛风湿、散结通络药，巩固疗效。

（六）膝骨关节炎

朱某，女，61 岁，工人。1991 年 1 月 22 日初诊。

病史：患者 10 余年前受凉后出现左膝关节肿痛，屈伸受限，动则疼痛加剧，生活不能自理，经北京某医院诊为骨性关节炎，服布洛芬、强的松等药，治疗半个月，左膝关节日渐肿大，皮色如常，步履更加困难，精神疲倦，纳呆便溏。近 1 个月症状加重，现为进一步治疗来我院就诊。查体：体胖面黄，表情痛苦，左膝关节肿大，压痛明显，活动受限，不能屈伸，浮髌试验阳性。查血沉、类风湿因子均正常。

舌脉：舌红苔白滑，脉沉弦。

辨证：肾阳亏虚，寒湿凝滞。

治法：温肾散寒，祛湿通络。

处方：川牛膝 15g　麻黄 6g　　炮附子 10g　肉桂 6g

鹿角胶 10g　草乌 10g　　干姜 8g　　炒白芍 30g

生甘草 10g　生薏苡仁 20g独活 15g　　木瓜 15g

7 剂，水煎服，日 1 剂，分 2 次服。

1 月 19 日二诊：膝关节疼痛明显减轻，肿胀渐消，膝关节能屈伸，仍感下蹲困难，纳佳便溏，舌脉如前。上方去生薏苡仁、草乌，加炒白芥子 10g，吴茱萸 6g，7 剂，服法同前。

1 月 27 日三诊：左膝关节疼痛消失，仍有轻度肿胀，步履欠健，纳佳便调，苔薄白，脉沉细。

处方：桑寄生 30g　续断 30g　　牛膝 30g　　熟地黄 30g

赤芍 30g　　白芍 30g　　炙甘草 10g　桃仁 10g

红花 10g　　淫羊藿 10g　炒杜仲 15g　太子参 30g

当归 10g

14 剂，隔日 1 剂，水煎分 2 次服。

药尽病除，步履平稳，关节功能正常，随访半年无复发。

【按】本患者中老年女性，天癸已绝，肝肾不足，气血亏虚，筋骨失养。发病因受寒而引起，首当散寒除湿，通络止痛，待寒邪已去，再以滋补肝肾，益气养血，则药到病除。

（七）产后风湿

李某，女，30 岁。1990 年 12 月 5 日初诊。

病史：1990 年 9 月行人工流产手术，之后出现全身关节疼痛，不肿，怕风怕冷，全身发胀，并伴有脘腹胀满。

舌脉：舌质淡苔白厚，脉沉细无力。

辨证：气血受损，阴阳两虚，经脉失养。

治法：补阴助阳，温通经脉。

处方：巴戟天 10g　熟地黄 20g　砂仁 3g　　山萸肉 10g
　　　　狗脊 15g　　炒杜仲 15g　细辛 8g　　桂枝 10g
　　　　炮附子 10g　肉苁蓉 30g　仙茅 6g　　生姜 3 片

14 剂，水煎服，日 1 剂，分 2 次服。

复诊：服药 7 剂后，疼痛减去大半。效不更方，再予原方 7 剂。

随访：服药 14 剂后，症状完全缓解，病告痊愈。

【按】此病初看为风寒湿邪侵袭经脉之实证，应给予祛邪通络。然而详细询问病史，得知为流产术后不慎受风受寒，之后出现关节疼痛，因此应当属于"真虚假实"，患者周身关节疼痛、全身发胀以及脘腹胀满等，均为"假实"现象，引起这些表现的根本原因是产后气血受损，伤及阴阳。又因肾主生殖，一切经带胎产病均与肾脏相关联，流产术后，肾脏受损，导致肾不能"主骨"，风寒湿邪乘虚而入，痹阻经脉，关节失养，而作疼痛。究其根本病因，当为肾虚筋骨失其温养，治疗当予补肾温经散寒。

（八）痹证

病案 1

刘某，男，55 岁。1990 年 5 月 15 日初诊。

病史：患者常年怕冷，全身冷痛，下肢为重，每于天气变化时疼痛加重，怕风怕冷尤甚，足踝略肿胀，起病前有淋雨经历。平素身体孱弱。曾经到多家西医医院化验检查，结果均无异常显示。现症见：全身怕冷，下肢更甚，五月间尚需早晚间穿毛衣,阴天下雨前全身冷痛极为严重,下雨时反倒症状略减。午后小腿胫前浮肿,口不渴,大便时干时稀。

舌脉: 舌淡苔薄白,脉沉细无力。

辨证: 阳气亏虚,寒湿阻络。

治法: 温阳祛寒,除湿通络。

处方: 炮附子30g先煎　　生黄芪30g　炙川乌10g
红枣5g　　麻黄7g　　白芍10g　　炙甘草10g
淫羊藿10g　熟地黄15g　桂枝10g　　生姜3g
白术10g

7剂,水煎服,日1剂,分2次服。

二诊:药后患者无任何不适感觉及不良反应,怕冷现象略有好转,但效果不甚显著。舌脉同前。原方去麻黄,加防风10g,改炮附子为45g(仍先煎),再进7剂。

三诊:药后疼痛减轻,仍畏风怕冷,口不干,二便调。舌质淡苔薄白,脉沉缓。原方去防风,加肉桂面3g(分冲),改炮附子为60g(仍先煎),再进7剂。

四诊:药后疼痛较前更有减轻,已不怕冷,怕风程度也有减轻。舌质淡苔薄白,脉沉缓。既已见效,原方加药味仅增细辛8g,取药5剂,制成蜜丸,每丸重10g,每日早、中、晚各服一丸,温开水送下。

随访:丸药服用过半时,基本痊愈。

【按】本例患者属于阳虚寒湿痹痛,立法当温阳散寒,除湿通痹。王老认为,天下之事,有利必有弊,有宜必有忌,故当兴其利、除其弊,用其宜、避其忌,则天下事皆能尽其用也,用药配伍亦遵此道理。这里附子、乌头、麻黄、肉桂均能温阳祛寒湿,此乃其利;然其性燥,易燥热伤阴,此乃其弊。故而王老在此时常借黄芪之补、白芍之寒、甘草之缓，以制之弊。再者，下焦寒湿痹痛常需熟地黄滋补，然熟地黄之弊在于滋腻碍胃，此时可予麻黄、桂枝等宣通阳气，与熟地黄相得益彰。王老认为："麻黄得熟地黄，通络而不发表，熟地黄得麻黄补血而不腻膈。"这里麻、桂得熟地黄则不散，熟地黄得麻、桂则不腻。中医学配伍之妙处，尽显于此！

病案 2

杨某，男，40 岁。砖瓦工。

病史：患者长期室外工作，1988 年冬天天气严寒，户外进行建筑工作之后出现全身关节酸痛，腰膝冷痛，有时腰腿屈伸不利、麻木不仁，每逢阴雨天气症状加重。曾经在当地医院检查，未显示任何异常。服用西药萘普生及理疗后，症状略有减轻。现仍周身关节疼痛，下肢行走不利，怕冷怕风。查其形体稍胖，面色㿠白少华，精神欠佳，关节无红肿变形。查血沉 15mm/h。

舌脉：舌苔薄白，中根稍腻，脉弦缓。

辨证：肝肾亏虚，寒湿痹阻。

治法：补益肝肾，益气养血，祛寒除湿，通络止痛。

处方：桑寄生 15g　独活 10g　　熟地黄 30g　秦艽 10g
　　　　炒杜仲 15g　白芍 15g　　防风 9g　　鸡血藤 30g
　　　　千年健 15g　路路通 15g　牛膝 15g　　桂枝 10g

30 剂，水煎服，日 1 剂，分 2 次服。

二诊：服药 1 个月，自觉周身关节疼痛明显减轻。遂以上方加太子参 15g，生黄芪 15g，隔日 1 剂，连服 3 个月。

半年后随访：患者症状基本消除，已经停药，重返工作岗位，并可坚持正常工作。

【按】本方以独活寄生汤加减，王老临床常以此方加减治疗肝肾两虚之风寒湿痹。方中桑寄生、熟地黄、杜仲、白芍、牛膝、千年健补益肝肾，独活、秦艽、防风、桂枝祛风散寒除湿，鸡血藤养血活血，使"血行风自灭"，路路通通络。临证如遇风重者加羌活、松节，寒重者加川乌、肉桂，湿重者加苍术、威灵仙，血瘀者加当归、桃仁、红花、川芎、地龙、川牛膝等，气虚者加黄芪、白术等。对于普通风湿及部分类风湿关节炎稳定期属于本证型者，以此作为基本方加减多有疗效。

病案3

任某，男，30岁。河北雄县北清河大队社员。

病史： 腿痛已有数年，近年来加重，天寒痛更甚，怕风怕冷，冬天必须穿狗皮裤才能御寒。摸之微凉不肿不热，经本地区医院及大队赤脚医生治疗均无效果，因此来我院治疗。查体局部未见异常，腿部摸之发凉，余无阳性反应。

舌脉： 舌苔薄白，脉弦沉有力。

辨证： 寒湿阻络，寒凝较甚。

治法： 温化寒湿，重用祛寒。

处方： 生川乌10g　生草乌10g　生甘草12g　金银花20g
　　　　川牛膝15g

配制及服法： 用60度白酒1斤浸泡1周后，取酒弃药渣，将酒分为30份，每晚临睡前饮一份，饮后胃中灼热，吃一点水果或凉的食物即可。

服药10余天，腿痛缓解，1个月后腿痛怕冷完全消失，只有腰部觉得微痛，再以温经散寒，补肾助阳法而愈。

【按】此方乃王老20多年治疗腿痛经常应用的方剂，但不是所有的腿痛都能治。王老指出，此方用于患者自觉从骨内向外冒风，又怕风怕冷，除非夏天穿秋裤、冬天穿皮裤不足以御寒，每在天阴或骤冷则痛重，外观不红不热不肿，皮肤没有变化，摸之发凉，西医检查无任何体征，而患者极度痛苦者。用之轻者一剂，重者三剂均能痊愈。此方简、便、廉，能治病，久为患者所欢迎。在临床，据不完全统计，20 余年来有 500 余例均治愈。此外王老还强调，炙川乌、炙草乌均无效，一定要用生川乌、生草乌。这两种药是剧毒药，治疗这种病，不用这两种药是治不好的。但也不会中毒，因为生川乌、草乌共用 20g，分 30 天服用，剧毒量小，治病力大，只要遵守服药剂量，是没有问题的。

二、杂病

（一）感冒

1. 风热感冒

病案 1

刘某，男，22 岁。1991 年 1 月 20 日初诊。

病史：6 天前受凉后出现恶寒发热，咳嗽胸闷，咳白黏痰，咽痛口渴，纳呆，喜凉饮，大便干。曾经在外院诊断为"上呼吸道感染"，给予螺旋霉素、感冒通、痰必消、消咳喘等，用药四五天，症状无明显缓解，仍发热，体温 38.7℃。查血常规：白细胞总数 $11500/mm^3$，中性粒细胞百分比 76%，淋巴细胞百分比 24%，余（−）。胸透：双肺纹理重。

舌脉：舌质红，苔黄厚干，脉滑数。

辨证：风热袭表，肺卫受邪。

治法：辛凉解表，解毒透热，宣肺泄热。

处方：荆芥穗 20g　薄荷 10g　　生石膏 45g　桔梗 15g
　　　　生甘草 10g　黄芩 15g　　金银花 20g　连翘 15g
　　　　栀子 10g　　生姜汁 3 滴

5 剂。煎药前先加温水约 300mL 浸泡药物半小时，待药物浸透之后，放火上加热至沸腾，煮沸二三分钟后，将药物倒出。二煎再加水约 300mL，煎煮 20 分钟，将两次药汁混合，嘱患者分次温服，每次服 50～100mL，每小时一次，如体温开始下降，即改为每次服 100mL，每 4～6 小时服一次，直至体温正常。

患者服药 1 小时后，全身微汗出，自觉身体较前轻松，体温降至 37.9℃，服药 2 小时后体温降至正常，症状明显减轻，之后，每隔 6 小时服药一次。

3 天后复诊，体温完全正常，症状基本消失。复查血常规正常。

【按】外感发热属于外邪侵袭肺卫，热毒客于上焦。王老认为此时如果单用发汗之剂，不仅热毒难除，而且发汗太过，更使阴伤正虚，难以祛邪外出，即使汗出邪退，仍难免病势缠绵难愈。因此王老使用自拟退热方，解表透里，清热解毒，既避免了退热时大汗出，又阻止了病邪入里传变。方中黄芩苦寒清肺胃之热；栀子能清三焦之热；生石膏寒凉，清热之力极强；金银花、连翘芳香解表，透热解毒；桔梗、甘草清肺化痰，通利咽喉；芥穗虽属辛温之品，但却温而不燥，与辛凉之薄荷配伍，既增强了解表之功，又能够解表清热；生姜汁辛辣微温，能够解表化痰，调胃和中。方中使用了石膏、薄荷、黄芩、金银花、连翘、栀子等大量苦寒辛凉药物，均属于阴寒之品，因此王老稍稍佐入芥穗、生姜两味辛温药物，既能够辛散外邪，又可以佐制大队寒凉药性。此法在银翘散中有类似体现。这是由于外感风热证治疗如果过用寒凉，必然导致凉遏冰伏，气机凝滞，不能宣邪外出，此时定要佐入辛温药，才能使气机活动流畅，外邪透表而出。

病案 2

张某，女，47 岁。1990 年 2 月 21 日初诊。

病史：患者 1 个月前天气乍暖，着衣不慎，受邪感冒，之后出现发热，至今已经 29 天，曾在多家外院治疗无效，今来我院就诊。症见：恶寒发热，体温最高可达 39℃，昼轻夜重，伴有汗出，周身无力，咳嗽、咳吐白黏痰，口干口苦，纳呆，就诊前一天出现双手足背面浮肿，伴右手腕关节疼痛。舌质稍红，苔薄白，脉细滑。

辨证：外感风热，邪入气营。

治法：清热解毒，气营两清。

处方：荆芥 10g　　金银花 20g　　连翘 15g　　牛蒡子 15g
　　　　生地黄 15g　　牡丹皮 15g　　白茅根 30g　　淡豆豉 10g
　　　　干芦根 30g　　玄参 20g　　生石膏 20g　　黄连 6g

3 剂，水煎服，每日 1 剂，早晚分 2 次温服。另予紫雪散 6 瓶，兑服，每剂 2 瓶，每次 1 瓶。

二诊：1990 年 2 月 24 日。服上方 3 剂后发热减轻，体温最高时为 38℃，白天体温在 37℃左右，手足背面浮肿已消，咳痰减少，口略苦，口干欲饮，皮肤瘙痒，舌质红，苔薄白，脉弦滑。继予原方去玄参，加防风 10g。5 剂，水煎服，每日 1 剂，早晚分 2 次温服。

三诊：1990 年 3 月 1 日。服上方 3 剂后发热缓解，体温已在正常范围，皮肤痒止，咳嗽咳痰停止，精神较好，仍汗出较多，不思饮食，二便正常，舌质稍红，苔薄白，脉弦滑。今予益气养阴调理善后，巩固疗效。

处方：太子参 30g　北沙参 15g　青蒿 12g　　生薏苡仁 15g
　　　　茯苓 30g　　白术 20g　　草豆蔻 6g　　牡丹皮 15g
　　　　煅牡蛎 30g

5 剂，水煎服，每日 1 剂，早晚分 2 次温服。

1 个月后信访，病告痊愈。

【按】本例因上感发热 29 天不解就诊，属于"温病"范畴。诊察时患者既有恶寒汗出的表虚症状，又有咳嗽咳痰、口干口苦、食纳不佳等邪在肺胃之证，还有发热昼轻夜重之邪入营分表现，而手足背浮肿、右手腕关节疼痛为风热袭于经络导致。总之证属表邪尚存，热入气营。

王老给予银翘散合清营汤加减化裁，这是由于银翘散主治温病初起，以辛凉透表、清热解毒为主，清营汤主治温邪传营，以清营解毒、泄热护阴为主。王老这里用荆芥、牛蒡子、豆豉解表；金银花、连翘、芦根透热外出；生石膏、黄连清除肺胃之热；生地黄、牡丹皮、玄参、茅根清营分之热；又由于病程偏长，病邪已深入，热势较重，单用草药、日服两次，不能胜任解热之能，故另加紫雪金石之药以清其热毒，专攻高热、烦躁、口渴唇干等症。由于辨证准确，用药精当，仅予 13 剂药，病即痊愈。

2.湿温发热

病案1

从某，男，35 岁。

近 2～3 日每夜发烧，体温 38～39℃，汗出不解，有怕冷感，左头部及左半身疼痛，身重无力，饮食无味，腹部胀痛，大便黏滞，小便灼热，自服退热药未效。既往有肝炎病史。

舌脉：舌苔白厚腻，脉弦缓。

辨证：内蕴湿热，外感时邪。

治法：芳香化浊，清热祛湿。

处方：鲜藿香 10g　鲜佩兰 10g　鲜荷叶 10g　白豆蔻 3g
　　　　益元散 12g包 紫苏叶 10g　六神曲 10g　炒槟榔 5g
　　　　厚朴 5g　　　茯苓 10g　　淡竹叶 10g

水煎，每次冲服玉枢丹 1.5g。上方服用 2 剂而痊愈。

病案 2

李某，男，34 岁。

近 10 天夜间发热，体温 37.8℃，汗出不解，曾在某医院治疗 9 天，病情不缓解，仍反复发热，感觉头晕作痛，咳嗽，咳痰不爽，痰量少色白，胸中满闷，身热不扬，身体沉重，困倦无力，脘腹痞满，食欲不振，口渴不饮，大便正常。

舌脉：舌苔白厚腻，脉濡缓。

辨证：湿热郁阻，邪犯肺胃。

治法：芳香燥湿，开肺泄热。

处方：鲜藿香 10g　鲜佩兰 10g　法半夏 10g　白豆蔻 5g
　　　　炒枳壳 10g　厚朴 10g　　滑石块 12g　淡竹叶 10g
　　　　神曲 12g　　桔梗 10g　　杏仁 10g

2 剂，水煎服，每日 1 剂，早晚分 2 次温服。

复诊：服上方 1 剂后热减，服 2 剂后体温恢复正常，身体困倦沉重乏力、头晕作痛均减轻，咳痰已畅，胸闷减轻，仍不思饮食。舌苔白腻，脉缓。再拟苦辛轻剂。

处方：炒栀子 10g　　淡豆豉 10g　　杏仁 10g　　　瓜蒌皮 6g

郁金 6g　　　　桔梗 10g　　炒枳壳 10g　橘红 10g

枇杷叶 10g　　法半夏 6g　　滑石 12g　　　桑叶 10g

随访：服上方 3 剂后病告痊愈。

【按】以上两病案属于"湿温发热"，王老在此是使用藿朴夏苓汤进行加减治疗的。藿朴夏苓汤出自清代石寿棠编著的《医原》一书，是治疗湿温偏湿的有效方剂，该方是由吴鞠通的三仁汤衍化而来，即三仁汤去滑石、通草、竹叶，加藿香、豆豉、茯苓、猪苓、泽泻。两张方子均为芳香淡渗宣化之剂，皆可用于治疗湿在卫气而湿重于热者。然而三仁汤使用滑石、通草、竹叶，其清利湿热力量较强；而藿朴夏苓汤加用藿香、豆豉、茯苓、猪苓、泽泻，解表渗湿力量较优。王老认为，湿温初期邪在卫分或气分，只用三仁汤宣化透表，药力显然不够，难以速效，若加入藿香、豆豉，既能解表祛湿，又能透里化湿，另外加鲜荷叶清暑利湿，鲜佩兰芳香化浊，合入方中使用时，其醒脾祛湿之力显然优于单用藿香。方中不用猪苓、泽泻等利湿之品，以免湿虽去而阴却伤。

运用藿朴夏苓汤加减治疗湿温初起发热病时，应以芳香苦温淡渗为大法。但临证运用时必须仔细辨证，根据患者的病证、病位以及兼证而加减调整。正如本例病人证属湿热郁阻，邪犯肺胃，病位重在中焦气分，在芳香燥湿同时，加入桔梗、杏仁开肺气以止咳祛痰，此外治疗上既不能忽视佐用调理中焦的药物，也不能轻视宣化渗下之品，应采用上中下三焦分清之法，使湿邪上开下渗，各有出路。同时在选药和药量上也要有所区别，病退则药味、药量减，服 2 剂后湿去大半，但究竟湿热为患不易速解，体温虽降，肺胃郁热仍重，故在复诊时改用苦辛通降法，以治肺胃郁热而收功。

3. 阳虚外感

李某，男，78 岁。

病史：发热一天，身热面赤，烦躁不安，口渴不喜饮，即来我院就诊。患者年高，体质素弱，昨天突感头身疼痛，恶寒高热，喜盖衣被，无汗肢冷，面色苍白，语声低微，倦怠嗜卧。

舌脉：舌淡，苔白滑，脉浮大无力。

辨证：气阳两虚，感受寒邪。

治法：益气助阳，辛温发散。

处方：生黄芪 25g　人参 6g_{先煎}　桂枝 10g　　白芍 10g

　　　　炙甘草 10g　炮附子 10g　麻黄 10g　　细辛 5g

　　　　羌活 9g　　防风 9g　　生姜 3 片　红枣 5 枚

2 剂，病痊愈。

【按】本例患者虽然症见恶寒发热、烦躁口渴，貌似热证、实证，但追问既往素体虚弱，细查病人，见有倦怠嗜卧、四肢发冷、近衣被、面色苍白、语声低微、舌质淡，脉虽浮大然而无力，此皆为阳气虚弱之虚寒征象，而发热则为感受寒邪之后，卫表被束，邪正相争之象。治疗如不辨真假，妄投寒凉，必然导致虚虚实实，不仅病难速愈，甚至可以致使正气更虚，从而正不胜邪，邪气从速入里，危及生命。这种情况在老年人中间十分常见。王老明察虚实，详辨寒热，予以益气助阳，扶正祛寒之法，病情得以速愈。

4. 暑热厥逆

侯某，男，2 岁。

病史：1989 年夏月，猝然晕倒，不省人事，四肢冰冷，上肢过肘，下肢过膝，面色苍白，张口气粗，胸腹烘热。

舌脉：舌苔薄白，脉沉伏。

治疗：急用针刺宣窍（针刺人中、十宣、曲泽、合谷）。

处方：藿香 6g　　香薷 5g　　石菖蒲 9g　　郁金 5g

　　　　桂枝 3g　　连翘 6g　　炒栀子 6g

1 剂，加安宫牛黄丸 1 粒，分 2 次同汤药服下。针刺后厥逆渐苏，神志微明，服药 1 次全身转热，手足俱温，张口已收。2 次服药后，开始啼哭，大闹不止，恢复正常。再以清热养阴之剂调理而愈。

【按】本病初起表现为四肢冰冷，上肢过肘、下肢过膝，面色苍白，张口，脉沉伏，似乎辨证应属于寒证。然而仔细查看，发现有气粗、胸腹烘热，此为内闭热厥，故实为热深厥深，而非寒证。因此王老先予针刺开窍，再予大凉之品安宫牛黄丸清热开窍，加以芳香化湿之品祛除暑湿，仅加桂枝少许，意在引热外出。药进 1 剂便使患儿回苏。此例见效首先依靠辨证准确，明其真热假寒，其次才有立法得当。如若不辨真假，按寒证处理，则必然祸不旋踵。

（二）喘证

病案 1

张某，男，45 岁。1969 年春初诊。

病史：反复咳嗽、咳痰、喘息多年，近日天气骤然变冷，着衣不慎，感受风寒，出现恶寒发热，咳嗽、咳痰、喘息复作，痰多质清稀，喉中痰鸣，声音嘶哑，吸短呼长，动则喘促更甚，气不续接，大便溏薄。

舌脉：舌淡无苔，脉浮滑，虚而无力。

辨证：风寒袭肺，脾肾两虚。

治法：祛风散寒，健脾补肾。

处方：炙麻黄 10g　干姜 15g　细辛 8g　补骨脂 10g

　　　　法半夏 10g　党参 15g　白术 15g　五味子 10g

　　　　紫石英 30g　熟地黄 15g　砂仁 3g　紫苏子 10g

　　　　炙甘草 10g

水煎服，日 1 剂，分两次服。

复诊：上药 1 剂咳、痰、喘轻，2 剂咳、痰、喘平，3 剂咳、痰、喘愈。

【按】王老治疗痰饮，法取仲景，重视脾肾，强调外寒内饮之分，如若痰饮夹杂外感之邪，则标本兼治，即温肺健脾暖肾治其本，佐以止咳化痰平喘治其标。本方为小青龙汤加健脾补肾药而成。用于素有痰饮，复感风寒，招致新邪引动宿痰，症见咳痰喘促，痰多清稀，动则喘甚，气短声低，吸短呼长等一系列肺脾肾虚征象。方中炙麻黄宣通肺气，温化痰饮，又不会发汗耗气；细辛温肺散寒；干姜温脾健中；五味子敛肺止咳；半夏化痰；党参、白术健脾补气；熟地黄、补骨脂补益肾气；紫石英、紫苏子温肺下气，则咳喘自平。

病案 2

安某，女，25 岁。1972 年 6 月 2 日初诊。

病史：反复咳嗽、咳痰、喘息 15 年，每年 9 月底病发住院，来年 5 月缓解出院，连续 15 年冬春季节均在医院度过，长年依靠气喘喷雾剂维持，夏秋季勉强可以从事性质轻松的工作，否则不能胜任，但仍动则喘息复作。追问以往，患者自幼经常感冒发热，咳嗽喘息，自服妙灵丹（当地退热偏方）而愈。1958 年冬进食冷饮后出现咳嗽发热，并作喘息，自服妙灵丹后，症状不减而加倍服之，此后喘息逐年加重。现症见：天气突冷，喘息复发，伴有气短，动则尤甚，气不接续，遇气候变化即喘息加剧，时伴咳嗽、咳痰，痰黏灰白，不易咳出，怕冷无汗，四肢厥冷，食欲不振，纳少烦急，胸脘灼热，月经量少色暗，小便清长，大便秘结，二三日一行，常需使用开塞露。望之形体瘦小，面色青黑，口唇暗紫。

舌脉：舌苔灰白而润，脉沉缓无力。

辨证：阳虚寒凝，气结不利。

治法：温阳散寒，行气散结。

处方：麻黄 10g　　附子 15g　　细辛 3g　　干姜 15g
　　　　生姜 15g　　补骨脂 10g　白矾 6g　　郁金 12g
　　　　桂枝 10g　　海浮石 15g

3 剂，水煎服，日 1 剂，分 2 次服。

二诊：1972 年 6 月 5 日。药后症状无明显变化，舌脉亦同前。治疗立法不变，以原方附子、干姜、生姜加倍，3 剂，水煎服同前。

三诊：1972 年 6 月 9 日。药后鼻尖微汗出，胸脘灼热感明显减轻，呼吸较前通畅，身痒，舌苔灰白而润，脉沉缓无力。

处方：麻黄 15g　　附子 60g　　细辛 5g　　干姜 60g
　　　　生姜 60g　　太子参 90g　白术 15g　甘草 10g
　　　　通草 10g　　地肤子 15g　白鲜皮 15g　桂枝 10g
　　　　茯苓 30g　　莱菔子 25g

3 剂，水煎服，日 1 剂，分 2 次服。

四诊：1972 年 6 月 16 日。药后胸部及头部微微汗出，胸脘灼热感消失，喘息减轻，下肢轻度浮肿。治疗给予原方加车前子 30g。

此后附子、干姜、生姜逐渐增加剂量，终至各 150g，喘息平息，四肢渐温，唇面色润白，纳食增加，大便通调。因恐久服大量附子易致中毒，故而停药。

1972 年 7 月 23 日再来就诊：停药一周，咳喘未作，但脘腹冷痛，大便干燥，舌苔白滑，脉沉缓。

处方： 麻黄 15g　　附子 150g　　干姜 150g　　生姜 150g

茯苓 15g　　桂枝 10g　　白术 15g　　甘草 10g

吴茱萸 10g　高良姜 12g　香附 10g　　淫羊藿 10g

太子参 90g

隔日 1 剂，连续服药 2 月余，诸症完全缓解，当年秋冬喘息未作。

3 年后随访得知，患者结婚并喜生一子。

【按】这是现存资料中，王老使用附子用量最大的记录。本例属于"喘证"。患者每年九月寒来暑往之季（阳消阴长），病情始重而住院治疗；五月夏长之季（阴消阳长），病情缓解、减轻而出院。体现人体阴阳之气随自然界阴阳而消长，病情也随之轻重，正如《内经·上古天真论》中所说："阴阳四时者，万物之终始也……逆之则灾害生，从之则苛疾不起。"除了说明天人相应的道理之外，还表现出该患者阳气本亏。又患者自幼体弱，阳气不足，此次发病前曾经进冷食伤肺，后过用寒凉退热药物，不仅导致阴寒停聚体内，气机结滞，更使阳气损伤。因此辨证属于阳虚寒凝，方用麻黄附子细辛汤合干姜附子汤加减，重用附子、干姜、生姜后，竟然效果平平，且无任何热象，由此可知寒凝甚深，药轻病沉，因此二诊将麻黄、附子、干姜、生姜加倍，三诊果然有微汗出、胸膈舒适感、身痒等表现，舌苔由灰白转滑，此皆阳气始动，肺窍欲开之征兆，犹如严冬之后，大地即将解冻一般。此刻予四君子汤合入，健运中阳，补后天而助先天，增强体内阳气运转。之后附子、干姜、生姜逐渐加量，终至150g，意在温阳散寒，用量之大，实属少见！王老对此解释说："用药以胜病为主，不拘量之多少。"停药1周后，大便复干，为阴寒凝滞，阳气运化之功能未恢复，加吴茱萸暖厥阴、助少阴；淫羊藿补肾阳；高良姜温中止痛。连续服药2月余之后，诸症完全缓解，当年秋冬喘息未作。

该病案不仅体现出了王老辨证准、用药胆大心细的高超技艺，并可作为"冬病夏治"的良好实例效之。

病案3

孙某，男，60岁。工人。初诊于1991年1月5日。

病史：患者咳喘不能平卧一周，素患慢性支气管炎10余年，每年冬季易发作，一周前因受寒而引起咳喘，逐渐加重，咳大量黄黏痰，胸胁胀满，喘息不得卧，形体消瘦，面黄无华，动则气喘，精神倦怠，萎靡不振，心慌气短，面肢浮肿，恶寒不热，四肢不温。

舌脉：舌苔黄厚，脉滑数。

辨证：湿痰阻肺，热壅胸膈。

治法：理气化痰清热。

处方：杏仁10g　厚朴10g　枳壳10g　陈皮10g　紫苏子10g　葶苈子10g　莱菔子12g　海浮石15g　炒栀子10g　黄芩6g　黄连5g　竹茹9g

3剂病愈。

【按】该患者咳嗽、咳吐大量黄黏痰、胸胁胀满、舌苔黄厚、脉滑数等，均属于实证；动则气短、伴有喘息、心慌心悸、颜面四肢浮肿、恶寒、神疲倦怠、萎靡不振、形体消瘦、面色无华、四肢不温等，均属于虚证。治疗当急则治标，先予清热化痰，理气宣肺，待痰热去除之后，咳喘随之平息。疾病进入缓解期阶段后，以虚为主，故以补益肺气之剂固本收功。

(三) 急性肾小球肾炎

范某，男，中学生，16 岁。

病史：半个月前感冒发烧，全身无力，后出现颜面及双下肢水肿，曾于某医院就诊，查尿蛋白（++++），白细胞 5～10 个/HPF，红细胞 30～40/HPF，颗粒管型 0～2/HPF，予应用某种抗生素治疗，效果不明显。就诊时症见咳嗽，吐痰带血，全身无力咽痒，憋气，尿少，但无尿频、急、痛。查体：面部浮肿，体温 37.9℃，血压 140/90mmHg，胸、背部出小红点。

舌脉：舌质红，苔白，脉沉细。

化验：尿常规：蛋白（++++），红细胞 15～20/HPF，白细胞 2～4/HPF（未离心），酚红试验正常；血常规：白细胞总数 7400/mm³，中性粒细胞百分比 77%，淋巴细胞百分比 23%，血色素 90g/L；胸片：右侧胸腔积液（少量），右侧肺实变待除外；血肌酐 1.8mg/dL，肌酐清除值 55mL/min，尿素氮 5.4mg/dL。

西医诊断：肺出血肾炎综合征。

辨证：外感风寒，肺失宣降，毒热内蕴。

治法：清热疏风解毒。

处方：麻黄 3g　杏仁 10g　生石膏 15g　细辛 3g
清半夏 10g　陈皮 6g　五味子 10g　蒲公英 15g
板蓝根 30g　小蓟 30g　生甘草 6g　车前子 12g

复诊：服上方 3 剂后病情好转，体温恢复正常，咳喘憋气减轻。加减服至 10 剂后患者自觉症状消失，无咳，痰很少，舌苔白，脉沉细，尿蛋白（+++），红细胞满视野。

辨证：脾肾两虚，中下焦湿热未净。

治法：健脾清热祛湿。

处方：

党参 12g	白术 10g	茯苓 10g	赤芍 10g
生地黄 12g	木通 6g	蒲公英 15g	小蓟 30g
女贞子 12g	旱莲草 12g	枸杞子 15g	泽泻 12g

上方服 20 剂后化验尿蛋白（+），红细胞（-），白细胞（-）。上方加减继服 50 剂后患者只有余尿感。

辨证：下焦湿热未尽。

治法：清利下焦湿热。

处方：

当归 10g	赤芍 10g	木通 5g	萆薢 15g
连翘 15g	小蓟 30g	白茅根 10g	女贞子 15g
旱莲草 12g	枸杞子 15g	党参 12g	生地黄 12g
泽泻 12g			

上方服 5 剂后检查尿蛋白（-），红细胞（-），白细胞（-）。继续服药巩固疗程，1 个月后数次化验小便均正常，观察 2 年未复发。

【按】本病患者湿热弥漫三焦，王老因势利导，分阶段分步骤，先清扬上焦清热疏风解毒，再调理中焦健脾清热利湿，最后清利下焦清热活血利浊，使顽固胶着的湿热得以肃清，病情痊愈。王老在治疗急性风湿性关节炎时常用清热疏风解毒法，据王老思路在治疗肺出血肾炎综合征时也取得明显疗效。

（四）慢性肾炎

李某，女，21 岁。

病史：患者既往慢性肾炎 3 年。劳动后受凉，开始浮肿，逐渐加重。曾于某医院住院治疗 1 年余，曾使用青霉素、氮芥、强的松、氯喹、双氢克尿噻、安体舒酮、肝素注射液及中药。住院期间出现尿毒症、低钾血症，使用氮芥治疗后出现急性黄疸型肝炎，治疗 1 年余好转后就诊。症见：浮肿，尿少，腰痛，无力。

查体：下肢浮肿（+++），尿蛋白（+++），尿中红细胞阴性，白细胞 0～1/HPF，上皮细胞 0～1/HPF，血胆固醇 335mg/dL，血清白蛋白 2.3g/dL，球蛋白 2.5g/dL。血压正常。

舌脉：舌苔白，脉细滑。

辨证：久治不愈，残留水湿郁而化热，脾肾两虚，毒热内蕴。

治法：健脾强肾，清热解毒。

处方：

党参 12g	白术 10g	茯苓 15g	生薏苡仁 20g
生地黄 12g	枸杞子 12g	金樱子 20g	木通 5g
黄芩 10g	五味子 10g	肉桂 6g	知母 10g
车前子 30g	猪苓 15g		

上方服 20 余剂后浮肿见消，小便量多，仍腰酸、腿软、舌苔白、舌质红，脉沉细。辨证除脾气亏虚外，兼有肾阴亏损。治以健脾益气与滋养肾阴。方中去苦寒药加生黄芪、覆盆子、山萸肉、白芍。5 剂后尿蛋白由（+++）降到（++）。以后又继续服用 15 剂，出现肢冷、恶寒，此为脾肾阳虚之证，在原方基础上加温补肾阳药黑附片、肉桂。用药后，小便量多，浮肿见消。继服药月余，又出现头昏，下肢浮肿，乏力，脉沉细。病转属脾气虚，兼肾阴亏损，故又以健脾益气与滋养肾阴合用。

处方：

生黄芪 20g	党参 12g	白术 10g	茯苓 10g
五味子 10g	枸杞子 12g	金樱子 12g	生地黄 12g

山萸肉 12g　　肉桂 6g　　　车前子 15g

以上数方加减服用，尿蛋白逐渐减少至阴性。胆固醇恢复正常 160mg/dL，血浆蛋白也恢复了正常。以后用健脾固肾法巩固疗效，此例共治疗 10 个月。

【按】此例肾病肾炎主要是由毒热引起，开始治疗即以健脾强肾、清利毒热获得了效果。治疗过程中出现脏腑阴阳消长的不平衡，则按其情况予以调理，最后以扶正祛邪而达治愈。王为兰老师说类风湿关节炎为一种慢性全身性疾患，一般来说病程长，病情复杂，寒热并存，虚实互见，常常延及阴阳、气血、五脏而并发他症，故治疗应恰当地补虚扶正祛邪，以达到治愈目的。此理论用于治疗久治不愈的慢性肾炎肾病也取得较好效果。

（五）睾丸炎

刘某，男，21 岁。1990 年 1 月 17 日初诊。

病史：双侧睾丸肿痛半月余。1 个月前因"急性腮腺炎"在外院抗炎治疗，之后腮腺及颜面部肿消，但于半个月前出现双侧睾丸肿大作痛，牵及小腹及会阴部，经过西医治疗后症状略有减轻，改求中医治疗。症见：双侧睾丸肿大胀痛，连及左侧少腹及会阴部，饮食尚可，二便调。

舌脉：舌略红苔薄白，脉弦滑。

辨证：湿热下注，毒袭下焦。

治法：清热解毒，祛湿消肿。

处方：盐橘核 15g　山楂核 15g　荔枝核 15g　金银花 15g
　　　　蒲公英 30g　野菊花 15g　玄参 15g　　知母 10g
　　　　黄柏 10g　　青皮 10g　　小茴香 9g　　川楝子 10g
　　　　生地黄 15g

5 剂，水煎服，日 1 剂，分 2 次服。

二诊：1990 年 1 月 23 日。服药 5 剂后，病情明显好转，睾丸肿痛已消除，左小腹胀痛减轻，二便调，舌质淡红苔薄白，脉弦细。予上方加熟地黄 30g，枸杞子 10g，肉桂面 3g（分冲），14 剂，水煎温服，早晚各一次，每日 1 剂。

3 个月后随访病人，服上药 14 剂后，病情痊愈，未再复发。

【按】腮腺炎属于温毒之一种，称作"疹腮"，临床除了具有一般外感症状外，兼有局部红肿热痛，如若治疗不当，毒热下注，可引起睾丸肿热疼痛，当属实证，因此局部拒按，治疗当用清热解毒、通络软坚散结之法。王老采用橘核丸合五味消毒饮为主方加减治疗。方中金银花、蒲公英、野菊花清热解毒，祛湿消肿；橘核、山楂核、荔枝核行气散结，软坚消肿，疏通经络；川楝子可助橘核、荔枝核行气止痛；小茴香、青皮辛温芳香，行气散结，除湿止痛，并入肝经，疏肝理气止痛；知母、黄柏、玄参清热除湿，消肿散结；生地黄清热凉血解毒；肉桂温肾暖肝散寒。治疗该例腮腺炎导致的睾丸炎，疗效较好。

（六）尿崩症

李某，男，65 岁。1992 年 1 月 29 日初诊。

病史：患尿频尿多 3 月余，每日尿量约 6500mL，烦渴多饮。当地医院诊为尿崩症，经治效果不佳，故来京治疗。北京某医院检查，除外脑肿瘤及糖尿病。CT 检查发现，蝶窦内软组织影见钙化慢性炎症、双肾多发囊肿。每日尿量 3000mL 以上，夜尿频多，每 2 小时排尿 1 次，尿比重 1：007。口渴多饮，口干舌燥，腰膝酸痛，体力极度虚弱，汗多，眠差，纳欠佳，大便正常。

辨证：肾阴阳俱虚，气虚不固。

治法：补益阴阳，益气固涩。

处方：肾气丸加减。

　　　　生地黄 20g　山萸肉 15g　炒山药 30g　肥知母 15g

　　　　黄柏 10g　　枸杞子 15g　茯苓 15g　　太子参 30g

　　　　益智仁 10g　炒酸枣仁 15g　　　　　　生黄芪 30g

　　　　人参 10g　　炮附子 10g　党参 15g

　　　　肉桂面 3g 分冲　　　　　　北沙参 15g

水煎服，每日 1 剂，早晚分 2 次服。

服药 10 剂，病情明显好转，每日尿量约 1500mL，夜尿稍频，但每日尿量不超 2000mL，体力渐复，汗出减少，夜寐正常，纳食一般，二便调。舌苔薄白、质红，脉弦滑。守方加沙苑子、覆盆子、菟丝子、金樱子、五味子、炒杜仲等交替使用，又服药 1 个月。复查 CT，蝶窦炎症已消失，病情基本稳定。嘱带药回家继续调养治疗。10 个月后患者来京复查，病情基本稳定，时有波动，尿量一般不超过 2000mL，无明显症状。舌苔薄白，脉弦细。

处方：覆盆子 15g　沙苑子 15g　熟地黄 20g　金樱子 12g

　　　　山萸肉 10g　菟丝子 10g　泽泻 10g　　生黄芪 30g

　　　　陈皮 6g　　　党参 15g　　桑寄生 30g　牡丹皮 10g

水煎服，每日 1 剂，早晚分 2 次温服。

2 个月后信访病情基本稳定，正继续巩固治疗。为预防病情复发，嘱病人足量饮水，以防止失水失钾，但也应防止饮水过量而致水中毒，并适当限钠，禁饮茶、咖啡，禁食辛辣食品，避免劳累及情绪波动。

【按】此患者为肾阴阳俱虚、气虚不固之证，首以肾气丸温补肾阳、益气固脱为主，辅以滋阴清热，待症状减轻，则注重培补肾阴，补肾填精。

（七）肾及输尿管结石

叶某，男，42 岁。

病史：患者 2 个月来腰酸、乏力、少腹作痛，并时有尿痛，尿中带血。尿常规检查：尿蛋白（±）、红白血球 1 ～ 3/HP。腹部平片所示肾及输尿管有豆粒大结石四至五块。

舌脉：舌苔薄白，脉沉弦。

辨证：湿热蕴于下焦，日久凝结成石。

治法：清热利湿，排石通淋。

处方：白茅根 30g　石韦 12g　　瞿麦 15g　　萹蓄 15g
　　　　生地黄 15g　冬葵子 24g　车前子 15g　乌药 9g
　　　　泽泻 12g　　牡丹皮 9g　　生鸡内金 12g
　　　　金钱草 12g　元明粉 12g 冲服　　　　　茜草根 9g
　　　　小蓟 15g

服上方 14 剂，药后仍腰酸乏力，尿液浑浊，大便溏泻，尿常规蛋白（±），红细胞 2 ～ 4 个，白细胞每视野 1 ～ 2 个。舌苔薄白，脉沉弦无力，再以利湿通淋、益气补肾之剂治之。

处方：萹蓄 15g　　瞿麦 15g　　石韦 12g　　金钱草 12g
　　　　泽泻 12g　　生地黄 15g　草薢 15g　　桑寄生 30g
　　　　当归 9g　　　赤小豆 30g　炒杜仲 12g　牛膝 12g
　　　　鱼枕骨 15g　黄芪 15g　　续断 12g　　冬葵子 30g
　　　　山萸肉 12g　菟丝子 15g

服 14 剂后，腰酸减轻，少腹痛解，复查腹部 X 线片示：肾盏及输尿管结石消失。

【按】泌尿系结石属中医石淋范畴，王老认为石淋之主要原因为脾肾气虚，气化失职，湿热不行，蕴结而成。故温热内盛是标，脾肾虚损是本。治法应急则治标，缓则治本，俟湿热一清即当兼顾根本。所以本病后期除清利湿热外当加益气补肾之剂，俾脾肾气足则湿不生，这才是根本之法。

（八）遗尿症

马某，女，20岁。1976年10月5日初诊。

病史：患者家境困窘，先天不足，生后失养，体弱多病，不满足岁之年、严冬流感，高热昏迷，奄奄一息，一度被弃，2天后息微犹存，后经抢救复活。此后即出现尿床病证，20年来每夜小便5～6次，睡眠后有遗尿，每夜如此。长大后虽多方采取措施如日夜严格控制饮水提防尿床等，但始终无效，又经多种药物治疗均失所望，因而十分苦恼，心中忧闷不乐，精神萎靡，表情忧郁，体倦无力，腰酸腿软，微有畏寒，四肢不温，月经延期且色黑量少，白带量多色黄臭秽带血，每于劳累或感受风寒后则遗尿及腰酸诸症加重。

舌脉：舌质淡，苔黄腻，脉沉细。

辨证：脾肾虚损，湿热下注，下元不固，膀胱失约。

治法：温补肾阳，清热利湿，佐以固涩。

处方：淫羊藿10g　仙茅10g　　巴戟天10g　炒山药15g
　　　　续断15g　　狗脊15g　　黄柏15g　　知母6g
　　　　五倍子6g　　紫油肉桂面2g 分冲

复诊：服前方药5剂后遗尿止，手足温，腰酸带下诸症减轻。舌苔黄白微厚，脉沉弦细。再服前方10剂，诸症消失，二便调。舌脉正常，后用下方巩固疗效。

处方： 淫羊藿 30g　　仙茅 30g　　　巴戟天 30g　　炒山药 30g

续断 30g　　　狗脊 30g　　　黄柏 30g　　　知母 30g

炒杜仲 30g　　熟地黄 30g　　五倍子 15g　　肉桂 15g

上药共研细面，水泛为丸，每日早晚各服 10g，温开水或姜汤送下。

【按语】遗尿症是指小便不自觉地自行排出的一种病证。在临症表现有两种不同的情况，一是小便频数或滴沥不尽不能自禁，多见于老年人或病后体虚，多属肾气不足，肾阳虚损不能摄纳；二是睡中遗尿，醒后方知，多见于儿童，常属生理上发育过程中智力不全又无正常排尿的习惯所致。而成年后仍出现有遗尿者应属病态，一般认为与肺脾肾虚损，膀胱之气不固有关。治疗方面常选用菟丝子丸、桑螵蛸散、缩泉丸、覆盆子丸、醒脾升陷汤等，着重补肾温阳，健脾益气，提气固摄都有较好的疗效。而本病案初期治疗选用上法均毫无效果，患者苦恼，医者束手。后延治于余，细加辨证，患者正值青春气血充盛之年，而主要见症为每夜遗尿兼见微有畏寒腰酸腿软，四肢发凉，月经迟缓，黄带淋漓带血。舌质淡，苔黄腻，脉沉细。证当属脾肾阳虚兼有下焦湿热之象。治法上，脾肾阳虚体弱当补，下焦湿热邪实则应清热利湿，故方用淫羊藿、仙茅、巴戟天、肉桂温补肾阳为主，用炒山药以益阴，意在阴阳互根使阴生阳长；以续断、狗脊补肾治腰膝酸软；用知柏清利湿热，加五倍子固摄肾气，投药 5 剂竟获全效。效不更方，以原方加熟地黄、杜仲制成丸剂，缓治以巩固疗效，连服 3 月余，20 年遗尿痼疾得以收功。而初期治疗以桑螵蛸散、缩泉丸、醒脾升陷汤等不效之由，是只顾温补其虚而忽视黄带淋漓等当清其邪。前医与本方治法大致相同，用药所差在于知柏二味。观先贤对肾病治疗处方，如金匮肾气丸之组方原则，以双补阴阳是十分重要的，但在补中有消，不能轻视三消在祛除肾中湿浊之作用。凡久治不愈之病，贵在仔细辨证与恰当用药，本例病证的治疗亦是如此。要辨证施治，既要补肾之阳，又要清泻肾之湿秽，才能取得较好的治疗效果。

（九）隐性脊柱裂

司某，女，18岁。1975年6月12日初诊。

病史：患者腰痛10余年，自幼即感腰骶部持续隐痛，伴晨僵，久坐、久立、久行及月经后则更甚，上课时时因疼痛加重不能耐受，阴天亦加重，外院化验及X线片检查诊断"隐性脊柱裂"，血沉23～47mm/h，曾服用保太松、阿司匹林、消炎痛甚至强的松等药物及中药、针灸、穴位注射等治疗不明显。现仍腰骶持续疼痛，不能弯腰干活，否则腰刺痛如折，乏力怕冷，头晕耳鸣，大便干，月经后延。

舌脉：舌淡苔薄白，脉沉缓右尺细。

辨证：肾阴阳虚损，阳虚为主，督脉不通。

治法：补肾壮阳，通经活络。

处方：

鹿角霜30g	桑寄生45g	续断30g	狗脊30g
菟丝子30g	骨碎补30g	熟地黄60g	赤芍30g
白芍30g	当归25g	乌梢蛇30g	蜈蚣30条
牙皂25g	威灵仙30g	鸡血藤45g	乳香25g
没药30g	穿山甲25g	白芥子30g	

配2料。共为细末，再与新鲜猪脊髓捣烂，与上药面调匀为丸如黄豆大，每日早晚各服10g，温开水送下。

二诊：上药服用半年，药后腰痛明显减轻。仍于劳累、久坐、久立、久行及月经后疼痛加重，月经后延，怕冷，大便干，舌淡苔薄白，脉沉弦细。复查血沉 20mm/h。

处方： 鹿角霜 30g　肉苁蓉 30g　续断 30g　狗脊 30g

旱莲草 45g　骨碎补 30g　熟地黄 60g　白芍 30g

当归 25g　龟甲 30g　蜈蚣 30 条　玄参 30g

威灵仙 30g　怀牛膝 30g　乳香 25g　没药 30g

配制 3 料，制服方法同前。

三诊：上药服用半年，药后腰痛基本缓解，月经正常。现弯腰时间过长或久坐后感腰部不适，乏力，经常口腔黏膜发炎，眼角发痒，大便干燥。舌淡苔薄白，脉沉弦。上方去肉苁蓉、旱莲草，加制何首乌 45g，知母 25g，黄柏 25g，生地黄 30g。配 1 料，制方法同前，淡盐水送服。

四诊：上药服用两个半月，药后腰痛缓解，口腔溃疡、眼角发痒大为缓解。现腰骶部发凉，阴天或久坐后腰部有不适感，月经后延，色暗，纳可，入睡困难，时心悸，二便调，舌淡苔薄白润，脉弦缓。上方去何首乌、知母、黄柏，加麦冬 30g，茯苓 45g，丹参 30g，炒酸枣仁 30g。配 2 料，制服方法同前。

五诊：上药服用 4 个月，药后入睡不再困难，心悸好转。唯劳累时偶有腰部窜痛，时有心悸、耳鸣、目痒，月经已正常，小便略黄，大便稍干，舌淡苔薄白，脉缓。上方去生地黄、麦冬、丹参、酸枣仁，加肉苁蓉 30g，枸杞子 30g，菟丝子 45g，炮附子 45g，细辛 25g。配 1 料，制服方法同前。

复诊：2 年后随访，腰骶部未再作痛，体力较好，久坐、久立及活动后均不感觉腰痛，现已参加工作，正常工作及学习没有任何不适。又过 5 年之后随访，腰痛未作，已结婚并顺利生育一女。

【按】隐性脊柱裂属于西医学病名，按照中医学理论，腰骶部脊柱尾椎骨当属于肾。该患者自幼起病，腰骶隐痛迁延10余年，活动量加大及劳累时加重，故而属于虚证，并且为先天禀赋不足，火衰不能滋生，骨髓空虚，骨失所养故作疼痛。又因肝肾同源，故治疗当从补益肝肾为立足点入手。而久病多瘀亦可作痛，因此王老在此治疗立法为补阳为主，兼以养血滋阴、活血通络。方中鹿角霜、狗脊、桑寄生、续断、菟丝子、骨碎补等温补肾阳，熟地黄补肾阴，阴阳互根，阴生阳长，正所谓"阴中求阳"，当归、白芍养血，鸡血藤、赤芍、威灵仙通络止痛，蜈蚣攻通督脉，乳香、没药化瘀止痛，乌梢蛇、穿山甲、白芥子通络，猪脊髓为血肉有情之品，用以补充精髓，即所谓"精不足者，补之以味"。

服药2料后（二诊）疼痛好转，但久坐、久行及月经后疼痛，说明肝肾仍虚，病属先天，岂能速愈？因此，仍宗原法，并原方加减，予以补益阴阳，阴阳互生。服药3料后（三诊）腰痛大减，但经常口腔黏膜发炎，眼角发痒，大便干燥，此乃阳生阴未长，故加强养血滋阴，此时将补阳减少、增加滋阴清热药物，并用淡盐水送服，取咸味入肾之用。服药1料后（四诊），口腔溃疡、眼角发痒及大便干已除，自觉腰骶部怕凉，入睡困难，时心悸，方药加强养血安神。服药2料后（五诊）证属肝肾阴虚，心肝郁热，继以大量滋补肝肾之品，清心肝余热而告愈。

用药剂型方面，鉴于病深日久，疾病发展缓慢，因此治疗始终以丸剂徐徐图之，以图久服缓治。

（十）偏头痛

宋某，男，42岁。1976年10月23日初诊。

病史：诉自患者 26 岁时患大叶性肺炎休克治愈后，看书时突发左侧头痛，之后每因工作繁忙、用脑过度而复发，曾经多次到某知名西医院就诊，诊为"血管神经性头痛"，给予麦角胺咖啡因治疗无效，改用双磷酸组胺脱敏治疗，药后头痛缓解，但后来头痛又逐渐加重且头痛时间延长。1976 年 4 月 8 日由于用脑过度，症状复发，头痛欲裂，左眼不能睁，伴剧烈呕吐，随即上吐下泻，呕出水样物半痰盂，经用双磷酸组胺脱敏等西药治疗，头痛仍未减轻，两天后加用中药治疗亦未奏效，头痛隔日发作一次，失眠，遂请王老诊治。

舌脉：舌质暗红体胖，苔薄滑，脉细弦数、沉取无力。

辨证：肾精不足，郁气不宣，风邪侵袭少阳。

治法：疏肝解郁，祛少阳之邪。

处方：川芎 30g　　白芍 12g　　柴胡 10g　　香附 10g
　　　　白芷 10g　　郁李仁 5g　　炒酸枣仁 15g
　　　　法半夏 10g　茯苓 12g　　知母 10g　　黄连 3g
　　　　生甘草 10g　白芥子 6g

5 剂，水煎服，每日 1 剂，早晚分 2 次温服。

药后 1 剂头痛止，呕吐平，睡眠安，5 剂完全缓解。王老再以杞菊地黄丸收功。

自王老诊治后发病间隙从 2 年左右延长到 3～4 年发作一次，并且从 1985 年后随访 6 年，未再发作。

【按】王老认为本例患者是因用脑过度，引起肾精虚损，肾精不能上承于脑，郁气不宣，风邪袭于少阳而致偏头痛。患者舌体胖属虚，舌质暗红为微有瘀滞，苔薄滑为外受风邪；脉细主肾精不足，弦脉主肝胆气盛，滑多主痰。综合以上舌苔脉象分析主要是肾精虚损于下，肝胆气盛于中，痰浊瘀阻，风邪干扰于上，故用大量川芎行气活血祛风止痛。川芎辛燥，味薄气雄，辛香行散，温通血脉，疏达气血，上行头目、下行血海，能行血中之气，祛血中之风，既能活血祛瘀，补血生新，又能升发清阳，行气开郁，为血中之气药，故为治疗头痛的圣药，用量宜重。王老曾经说过："关于川芎用量，有人畏其辛燥，认为不宜过大，但川芎味薄气雄，最宜疏通，上行头目，走而不守，为血中之气药，又是治头痛之圣药，重用30g只见利未见弊，病重时有用到60g，其他配伍药也要相应调整。凡内伤头痛均有疗效，关键在于辨证化裁！"白芍性味苦酸微寒，养血柔肝，敛阴抑肝，与甘草配伍可育阴缓急止痛，还可制约川芎之辛烈；柴胡疏肝解郁，调和气机；香附行气解郁助之；白芷芳香通窍，祛风止痛，用于阳明经头痛，与柴胡同用，可升举清阳，引药入少阳、阳明，使药达病所。这五味药为必用之品。再加郁李仁润肠利尿，通调二阴，引热下行，并与白芍配伍，共同完成制约辛燥走散太烈的作用；白芥子辛温祛痰，利气散结，甘草调和诸药。因患者兼有呕吐加小半夏加茯苓汤，兼有失眠加酸枣仁汤。

　　该方为"散偏汤"加减而成，该方出自陈士铎《辨证录》："偏头痛得之郁气不宣，又加风邪袭于少阳之经，其痛时轻时重，大约遇顺境则痛轻，遇逆境则痛重……方中川芎止头痛，同白芍用之，能平肝气，生肝之血，用郁李仁、白芷助川芎以散头风；柴胡、香附以开郁；白芥子消痰；甘草调和其滞气，则肝胆尽舒，而风于何藏？故痛顿消……"由此看来，散偏汤治疗偏头痛是由于内有肝胆之气不得宣畅，又外感风邪，侵袭少阳经所致。

　　王老平素常以散偏汤为主方加减治疗偏头痛，他认为本方重用川芎配白芷少量，使走窜至头，香附行气，白芥子涤痰，柴胡为少阳引经之药,使川芎辛窜之性治疗少阳经病直达病所,恐其辛散性烈又用白芍、郁李仁柔润之品以佐之,甘草和之,既有治痛之功,又无偏颇损伤隐患。王老通过多年临床观察发现,散偏汤对于左、右、全头痛均有满意疗效。有人提出,散偏汤治血虚头痛有效,但对于高血压病人要禁用,王老对此认为该方对于血虚头痛确实有效,同时高血压患者也可以使用,不过要看属于肝阳上亢亦或肾阴不足导致血压升高,而适当地佐入一些药物即可应用。另外如遇头痛兼呕吐者,加小半夏汤或小半夏加茯苓汤;痛扰心神,兼有失眠者,加酸枣仁汤;兼见肝郁气滞者,加郁金、佛手;症见烦躁起急者为肝胆有热,加牡丹皮、栀子;如症见四肢无力、懒言食少便溏者属于脾虚,加白术、党参等。

使用时注意本方主要用于治疗内伤头痛,在外感头痛时要慎用甚至不用。又因此方重于疏散肝胆之郁气,使气血流通而痛止,容易伤及气血、阴分,故不得久服,临床善后治疗当审其属气血不足还是阴分受伤,如为气血不足当用八珍汤加减调治,如为阴分受伤当予六味地黄丸加减填补而收功。

(十一) 三叉神经痛

李某,女,35 岁。1990 年 5 月 30 日初诊。

病史:右侧颜面神经疼痛反复发作 2 年余,加重半个月。近 2 年常因情绪波动,反复发作右面部神经疼痛,右面及鼻翼处抽痛,有时表现为刺痛,伴心中惶恐不安,心烦易怒,口苦纳可,大便略干。近半个月再次因情绪波动症状复发,症同前述。

舌脉:舌质红苔白稍厚,脉弦细。

辨证:肝风内动,肝胆郁热。

治法:平肝息风,清肝胆热。

处方：生牡蛎 30g　丹参 15g　　龙胆草 10g　牡丹皮 10g

炒栀子 10g　知母 10g　　钩藤 15g　　白芍 30g

酒黄芩 10g　白僵蚕 15g　夏枯草 10g　甘草 10g

14 剂，水煎服，每日早晚各服 1 次。

1990 年 5 月 16 日复诊：服上方 14 剂后，症状明显好转，右侧颜面部仅仅在触摸按压时略感疼痛，纳可，二便调。舌质略红苔薄白，脉弦细。辨证立法不变，原方加白附子 9g，14 剂。

药后头痛症状基本消失。再予丸药祛风除湿，活血通络。

处方：藿香 30g　　白豆蔻 30g　川芎 15g　　白芍 75g

当归 30g　　细辛 30g　　赤芍 45g　　全蝎 27g

白芷 30g　　升麻 30g　　丹参 45g　　蜈蚣 15 条

上药 1 剂，共研细面，炼蜜为丸，每丸重 10g，早晚各服 1 丸，温开水送服。

之后信件随访，药后 2 年，未再复发。

【按】本病辨证属于肝风内动，肝胆郁热，王老因此选用生牡蛎、生白芍、白僵蚕、钩藤平肝息风；龙胆草、夏枯草、酒黄芩、栀子清肝利湿；丹参、牡丹皮清热凉血；知母、生甘草清热滋阴。又细辛与白芷合用，能治疗面部、鼻翼旁之疼痛；细辛与川芎合用能够祛风散寒止痛。因此细辛虽然用量较大，但由于是用于配制丸药，分次服用的用量并不大，可放心使用。舌苔白腻说明上焦有湿，故加藿香、白豆蔻芳香化湿。后拟丸药时加入升麻引药上行。诸药共奏平肝息风，清肝胆热，除湿通络之功，使邪去正安。

（十二）重症肌无力

黄某，女，39 岁。医师。

病史：1992年7月中旬因受凉、劳累，突然自觉双上肢抬举无力，穿脱衣服困难。在本院内科、骨科就诊，考虑为"急性肱二头肌炎"，服布洛芬，并配合针灸、拔火罐、理疗等治疗2周，症状逐渐加重。8月2日到北京某医院神经内科会诊，双上肢肌力Ⅱ级，双下肢肌力Ⅱ～Ⅲ级，乙酰胆碱抗体阳性1.2（正常值0.323），肌电图强阳性，血沉64mm/h，胸腺CT示"胸腺瘤"，新斯的明试验阳性，诊为胸腺病、重症肌无力。9月4日行胸腺瘤切除术，术后查乙酰胆碱抗体为1.6、四肢肌力Ⅱ～Ⅲ级，伴进食困难，右侧声带麻痹。治疗2个月复查，双上肢肌力Ⅲ级，双下肢肌力Ⅱ级、双上肢上指时间3秒，乙酰胆碱抗体2.1。请王老诊治，除上症外伴四肢活动不利、行走困难、语言无力、心悸气短、面色苍白、食欲不振，生活不能自理。

舌脉：舌淡苔薄白，脉沉细。

辨证：气血两虚，经脉失养。

处方：生黄芪60g　当归15g　升麻6g　柴胡10g
陈皮10g　白术15g　党参20g　炙甘草10g
炒阿胶10g　熟地黄15g　炒白芍15g　桂枝10g
川芎6g　生姜3片　大枣5枚

水煎服，每日1剂，早晚各服200mL，嘱用文火煎药60分钟。

连续服药3个月，自觉四肢乏力明显见好，心悸、气短消失，语言清晰有力，双上肢可上举30分钟，可持较轻东西，生活可自理，亦可骑自行车。溴吡斯的明60mg bid，与上方配成丸剂，10g重，每日服3次。4月末复查，乙酰胆碱抗体1.2、双上肢肌力Ⅳ～Ⅴ级、双下肢肌力Ⅴ级。溴吡斯的明30mg qd。5月恢复全日工作，并到外地进修、旅游，无明显乏力、心悸。10个月后追访，已停用药物，正常工作。

【按】重症肌无力属中医"痿证"范畴，王老认为该病主因肺脾亏虚、气血不足、精微不布、经脉失养所致，治疗上以补中益气汤加减扶助正气，疗效肯定。

（十三）脊髓空洞症

张某，男，55岁。

病史：患者1年前自感右上肢痛觉减退日渐加剧，终至丧失，伴有伸舌不利，言语不清，手足发凉无力，小便失禁，吞咽困难。经西医检查确诊为脊髓空洞症，经多方求医治疗无效，故来我院中医治疗。

舌脉：舌苔薄白，脉沉弦弱。

辨证：脾肾俱虚，气血不足。

治法：温肾健脾，补益气血。

处方： 生黄芪 30g　　桂枝尖 9g　　石菖蒲 9g　　鹿角霜 9g

　　　　　当归 9g　　　巴戟肉 12g　　鸡血藤 18g

　　　　　龟甲胶 9g烊化　　　　　　熟地黄 30g　　赤芍 12g

　　　　　白芍 12g　　郁金 6g　　　红花 4.5g　　益智仁 12g

　　　　　乌药 9g

水煎服，日1剂。

经上方加减服4个月后，症状大部消失，唯留咬字不清，为了巩固疗效，防止复方，再处丸药1料以善其后。

处方： 生黄芪 45g　　当归 30g　　续断 18g　　赤芍 12g

　　　　　白芍 12g　　炙甘草 12g　　乳香 12g　　没药 12g

　　　　　山萸肉 12g　　白术 18g　　枸杞子 30g　　熟地黄 30g

　　　　　炙何首乌 50g　　　　　　龟甲 60g　　肉苁蓉 30g

狗脊 30g　　锁阳 18g　　桑螵蛸 30g　菟丝子 30g

覆盆子 24g　金樱子 18g　川芎 12g　　陈皮 12g

人参 15g 另研面备用　　　　　鹿茸 3g 另研面备用

共为细末，再以鸡血藤 60g，威灵仙 45g，丝瓜络 60g，当归尾 30g，水煎浓汁 2 次。合上药末调匀晒干，再以参茸面加入炼蜜为丸，每丸 10g，早晚各服 1 丸。

【按】本例手足发凉无力，伸舌不利，言语不清，小便失禁，证属脾肾脏器虚弱，不能滋养骨肉所致，故用补气益肾、健脾养血，佐以化瘀通络之法治之，而获得较为理想的效果。

（十四）脑出血后遗症

朱某，男，44 岁。1979 年 4 月 27 日初诊。

病史：1978 年 11 月，因脑动脉硬化内囊出血在某医院做开颅手术，取出血肿。术后半载，左侧半身活动不利，左手肿，色红稍凉，左脚感觉差，不能下床行走，有时流涎，饮食二便均正常。血压偏高，现服降压药。

舌脉：舌苔薄白，脉沉缓。

辨证：气虚血瘀，经脉不通。

治法：益气化瘀，通达经脉。

处方：生黄芪 25g　桂枝 10g　　白芍 10g　　赤芍 10g

丝瓜络 10g　丹参 15g　　川芎 6g　　　木瓜 15g

炒白术 10g　当归 10g　　陈皮 10g　　鸡血藤 30g

红花 10g　　川牛膝 12g　生姜 3 片　　红枣 5 枚

水蛭面 3g 分冲

二诊：上处方服 20 剂，左上肢、下肢已渐能活动，可以自己料理生活，行路可以不扶杖，言语流利，有时血压仍偏高，但经常服降压药控制得以正常，唯左半身仍不如右半身便利，为了巩固疗效，再服 15 剂汤药，继服丸药。患者正当中年，素质较强，其他脏腑未见疾病，若能加强自身锻炼，休养得宜，可望痊愈。查苔薄白，脉弦缓。

处方：生黄芪 30g　桂枝 10g　　赤芍 15g　　穿山甲 6g

桑枝 30g　　丹参 15g　　丝瓜络 10g　土鳖虫 10g

橘红 10g　　桃仁 10g　　川芎 5g　　红花 10g

地龙 10g　　水蛭面 3g 分冲

丸药方：

生黄芪 90g　桂枝 30g　　白芍 45g　　秦艽 36g

丹参 60g　　当归 45g　　炙甘草 9g　地龙 18g

片姜黄 30g　防己 30g　　全蝎 9g　　僵蚕 18g

橘皮 30g　　川牛膝 36g　水蛭 30g　　白术 30g

共为细面，再以豨莶草 90g，生石决明 90g，生姜 30g，红枣 30g（去核），决明子 90g 大锅浓煎 2 次取汁弃渣，适当浓缩，将上药面泛为小水丸，早晚各服 10g，温开水送下。

三诊：患者服药期间感觉良好，可以行路五里不歇，手指活动基本正常，生活完全可以自理，唯看书时间稍长则眼发胀，血压偏高，140/100mmHg，脚趾走路时伸不直，余无不适。舌脉同前，先服 14 剂汤药，然后继服丸药。

处方：女贞子 30g　旱莲草 15g　木瓜 15g　　生地黄 15g

秦艽 15g　　夏枯草 12g　首乌藤 30g　地龙 12g

黄芩 12g　　桑枝 30g　　怀牛膝 15g

生石决明 30g

丸药方：

生黄芪 45g　当归 75g　　炒白芍 75g　丹参 60g

地龙 27g	全蝎 30g	僵蚕 45g	水蛭 45g
川芎 27g	红花 27g	山药 45g	炙甘草 27g
珍珠母 90g	生石决明 90g		橘皮 30g
怀牛膝 60g	生姜 45g	桂枝 27g	红枣 60 枚

上药共为细面，再以豨莶草 100g，鸡血藤 100g，丝瓜络 50g，钩藤 60g，用大锅浓煎 2 次，取汁弃渣适当浓缩，将上药面泛为小水丸，早晚各服 10g，温开水送下，偶遇感冒或急性病暂停服。

共治疗 6 个月，左偏瘫获得临症痊愈，已全日工作。

1979 年 11 月追访：病已痊愈。

【按】此患者发病初期，辨证为气虚血瘀，以补阳还五汤加减，待肢体功能恢复，则在益气活血通络基础上，逐渐加用补益肝肾之品，治病求本。

（十五）颈椎病

郑某，女 45 岁。工人。1990 年 12 月 12 日初诊。

主诉：全身多处关节疼痛 1 年，加重 1 个月。

病史：患者自 1989 年冬开始颈项僵硬，肩臂酸痛，手臂尺侧发麻，逐渐发展至腰背酸痛，不能转侧，上肢抬举困难，双下肢关节疼痛，生活不能自理。曾针灸、按摩、理疗及西药对症治疗，效果不佳。诊见患者痛苦面容，神疲气弱，四肢欠温，畏寒怯冷，关节局部无红肿，夜寐欠安，纳少便溏，周身关节压痛明显，颈前屈、侧屈、旋转及上下肢屈伸功能均受限，疼痛难忍，其苦难言。

舌脉：舌质淡，苔薄白，脉沉弦弱。

检查：X 线片示颈椎曲度反向，颈 4～5、5～6 椎间隙变窄，椎体骨质增生。血沉 52mm/h，C 反应蛋白 30mg/L，类风湿因子阴性。

辨证：气虚血瘀，寒湿凝滞，筋脉失养。

治法：益气化瘀，散寒祛湿，补肾养肝。

处方：生黄芪 30g　葛根 30g　　片姜黄 15g　海桐皮 10g
　　　　羌活 10g　　白芍 30g　　生甘草 10g　桂枝 10g
　　　　川乌 10g　　威灵仙 15g　皂角刺 30g　土茯苓 30g
　　　　蜈蚣 1 条研面冲服

14 剂，水煎服，日 1 剂，分 2 次服。

12 月 27 日二诊：诸关节疼痛明显减轻，颈项活动自如，两肩臂仍有酸沉，下肢关节痛减已能下蹲，遇阴雨天关节疼痛稍加重。舌苔薄白、脉沉缓无力。效不更方，继服 7 剂。

1991 年 1 月 5 日三诊：现唯有肩胛骨处压痛明显，肩臂发酸，时有小指发麻，舌脉如前。上方去片姜黄、羌活、海桐皮，加生鹿角 10g，骨碎补 10g，赤芍 15g，藁本 10g，红枣 3 枚，生姜 3 片。

上方连服 21 剂，诸症消失，步履稳健，颈项活动自如。颈椎 X 线片示颈椎顺直，曲度正常，椎体附近骨质未见异常。复查血沉 20mm/h。追访半年颈椎病未见复发。

【按】该患者为神经根型颈椎病的典型症状，早期以益气活血、散寒祛湿、通络止痛为主，后期注重补肾养肝，治病求本。

三、传染病

（一）流行性脑脊髓膜炎

牛某，女，21 岁。

因发热伴头痛 2 天，神志不清 12 小时入院。

病史：患者1980年1月20日晚出现发热，体温37.5～38.5℃，略感头痛，鼻塞流涕，次日症状加重，体温至39℃以上，头痛明显，伴颈部不适，当地医院诊断"上呼吸道感染"，给予复方阿司匹林口服，当晚夜间开始躁动不安，逐渐神志不清，呼之不应，于1月22日清晨转入县医院，检查脑脊液白细胞总数11250/mm³，中性粒细胞百分比96%，淋巴细胞百分比4%，脑脊液涂片找到脑膜炎双球菌，遂以"流脑"转入传染病医院住院治疗。入院后给予青霉素、氯霉素、磺胺嘧啶、激素、甘露醇及支持、对症治疗3天，患者仍高热，体温40～41.7℃，呼之不应，时频繁抽搐，颈项僵直，四肢厥逆发冷，牙关紧闭，口鼻出血，喉中痰鸣，不易咳出，呼吸急促（30～40次/分），并反复出现呼吸暂停。1月25日上午行气管切开、呼吸机给氧及胸外按压抢救治疗。当天下午急请王老初次会诊，时因牙关紧闭，舌象无从而知，脉沉细。

辨证：热传心营，痰蒙心窍，内闭之象严重。

治法：清热凉营解毒，佐以豁痰。

处方：金银花15g　连翘12g　　莲子心3g　干芦根30g
　　　干地黄12g　丹参15g　　胆南星10g　橘红10g
　　　石菖蒲10g　天竺黄10g　荆芥穗10g　远志6g

3剂，每日1剂，每剂水煎2次，煎取药液200mL，每次50mL，加安宫牛黄丸半丸，生姜汁3滴兑入，每4小时经鼻饲喂药1次。

二诊：1980年1月28日，药服3剂后，神志昏愦好转，发热渐退，体温白天降至37.5℃，晚间略有回升，痰涎较多，呼吸不匀，借助压迫膀胱可排尿，大便稀，舌质红，脉沉细。治疗继以前方加减。

处方：金银花 15g　连翘 15g　　莲子心 6g　　干地黄 12g

丹参 15g　　胆南星 12g　橘红 10g　　石菖蒲 10g

牡丹皮 12g　紫草根 12g　焦栀子 10g　郁金 6g

每日 1 剂，服法同前。局方至宝丹 2 丸（分兑）。

三诊：1980 年 2 月 1 日，经鼻饲喂药 2 剂后，体温基本恢复正常，神态渐复，呼之可睁眼，眼球能自如转动，能够领会他人意图，并可摇头示意，痰涎较多，时有呛咳，舌质红，苔薄白，脉细数。停用呼吸机后呼吸平稳，使用磺胺药后出现皮疹，考虑药物过敏，已停用所有抗菌药物。治疗仍守法调治。

处方：金银花 15g　连翘 15g　　莲子心 6g　　干地黄 18g

玄参 18g　　麦冬 12g　　丹参 15g　　牡丹皮 10g

生栀子 10g　胆南星 12g　橘红 10g　　法半夏 10g

天竺黄 10g　远志 6g　　淡竹叶 10g　石菖蒲 10g

黄连面 1.5g 分冲

每日 1 剂，每剂水煎 2 次，煎取药液 200mL，每次鼻饲喂药 100mL，生姜汁 3 滴兑入，每 6 小时服药一次。

四诊：1980 年 2 月 5 日，上方 5 剂后，神志渐清，偶有恍惚，二目有神，视物正常，颈项转动自如，痰涎减少，唯皮肤淡红色药疹未全消退。舌质淡红，脉弦细数。血常规白细胞总数 7100/mm^3，中性粒细胞百分比 81%，淋巴细胞百分比 19%。此时为病后气阴两虚，余邪未净，治疗立法改为益气养阴为主，佐以化痰开窍。

处方：太子参 15g　北沙参 20g　天冬 10g　　麦冬 10g

生扁豆 20g　半夏曲 15g　橘红 10g　　石菖蒲 10g

远志 10g　　生麦芽 10g　郁金 6g

5 剂，煎服方法同前。

五诊：1980 年 2 月 12 日，上方服用 5 剂后，神志完全清楚，但智力较前稍逊，呼吸平稳，痰量显著减少，气管切开处已完全愈合，能自行从口中进食，体力明显恢复，已下床自由活动，食欲尚欠佳。舌苔薄白，脉沉细。前方加减以固疗效。

处方： 太子参 25g　北沙参 20g　生扁豆 15g　干地黄 15g

石斛 12g　　天冬 10g　　麦冬 10g　　杭白菊 10g

枸杞子 10g　石菖蒲 10g　生麦芽 10g　郁金 6g

2 剂，煎服方法同前。

1980 年 2 月 14 日患者痊愈出院。

1982 年 12 月随访：患者无明显后遗症，并已结婚生子。

【按】本病属于"温热病"范畴，发病于初春季节，起病急骤，传变迅速。王老会诊时症见患者高热神昏、面赤鱼目、颈项发痉、肢端厥冷、口鼻出血、牙关紧闭、痰涎壅盛、呼吸不匀、反复暂停、脉沉细等，证属温邪热变，热入心营，热毒炽盛，热极生风，风动生痰，痰迷心窍，遂致高热惊厥，神昏不清等内闭之危重症。王老参考清代先贤叶、薛、吴等诸家治疗温热病的经验，如陈平伯在《温热经纬·外感温病篇》中说："风温证，热渴烦闷，昏愦不知人，不语如尸厥、脉数者，此热邪内蕴、走窜心包络，当用犀角（现用水牛角代替）、连翘、焦远志、鲜石菖蒲、麦冬、川贝、牛黄、至宝之属，泄热通络……"结合患者具体情况，王老在治疗该病人时，分为两个阶段加以处方用药。第一阶段（即前三诊）以清热凉营解毒为主，佐以豁痰开窍，方中金银花、连翘、栀子、黄连面、芦根清热解毒；生地黄、牡丹皮、紫草、麦冬、莲子心、玄参、竹叶、丹参等清心凉营；胆南星、橘红、天竺黄、远志、法半夏、石菖蒲、郁金豁痰开窍；安宫牛黄丸清心开窍；局方至宝丹开闭化痰。第二阶段发热已退，神志渐清，二目有神，痰少纳差，舌淡苔薄，脉弦细数，证属病后气阴虚损，余邪未清，治以益气养阴为主，佐以清热化痰开窍，方中用太子参、北沙参、二冬、石斛益气养阴；生扁豆、生麦芽和中助消化；半夏、橘红、石菖蒲、远志、郁金化痰开窍；地黄、杭白菊、枸杞子滋阴清余热以善其后。收到较为满意的疗效。

（二）肠伤寒

刘某，女，26 岁。1979 年 8 月 12 日初诊。

病史： 患者近八天头晕头痛，发热恶寒无汗，周身酸痛，大便稀。外院查体温 39.6℃，白细胞总数 3700/mm^3，嗜酸性粒细胞消失，血培养伤寒杆菌生长，肥达氏反应强阳性，诊断为"肠伤寒"，治疗 1 周，没有明显好转，请王老诊治时患者仍发热恶寒无汗，四肢困重，周身酸痛，时有呃逆，胸闷不思食，小便短赤，大便稀溏，表情淡漠，肌肤灼热，胸部可见玫瑰疹数粒。

舌脉： 舌质红苔根黄腻，脉滑数。

辨证： 卫气同病，湿重于热。

治法： 芳香化湿，苦温燥湿，淡渗利湿，佐以清热。

处方：

藿香 10g	佩兰 15g	香薷 6g	白豆蔻 6g
苍术 10g	厚朴 10g	半夏 10g	六一散 20g
茯苓 10g	竹叶 6g	防风 6g	黄芩 10g

8 剂，水煎服，每日 2 剂，煎取 1200mL，每 4 小时服 1 次，每次服 200mL，共服 4 天。

二诊： 8 月 16 日复诊。服药后头晕头痛、胸闷呃逆、周身酸痛大减，仍身热，体温较前下降，体温最高 38.2℃，已有津津汗出。唯不思食，肢体沉重，小便短赤，大便仍溏，口渴喜热饮，胸背散在白㾦，状如水晶饱满。舌质红苔根黄腻，脉滑数同前。此时卫表证候已罢，而邪留气分，湿热并重，治疗当以清热化湿并举。

处方：佩兰 12g　　白豆蔻 6g　　苍术 10g　　陈皮 10g
　　　　黄连 6g　　　黄芩 10g　　茯苓 15g　　六一散 20g
　　　　连翘 15g　　茵陈 10g　　生薏苡仁 15g 竹叶 10g

5 剂，每日 1 剂，分 2 次服用。

三诊：药后发热渐退，体温最高 37.8℃，汗出津津，㾦疹尽消，大便不溏，周身轻松，精神尚佳。现口渴引饮，小便仍黄，舌质红苔薄黄腻，脉滑数。此时湿邪渐退，热势渐孤，改予清热为主，佐以化湿醒脾。

处方：生石膏 15g　知母 10g　　黄连 6g　　　炒栀子 9g
　　　　佩兰 10g　　陈皮 10g　　白术 10g　　白豆蔻 6g
　　　　太子参 10g　茯苓 10g　　生薏苡仁 15g 神曲 15g

5 剂，每日 1 剂，分 2 次服用。

四诊：药后发热已除，体温恢复正常，身微汗出，自觉乏力，二便自调，纳食尚佳。舌质淡红苔黄不腻，脉缓和。此时为大病初愈，脾胃虚弱，治疗以清热化湿为主，佐以健脾益胃调理收功。

处方：生石膏 15g　黄连 9g　　白术 9g　　　太子参 15g
　　　　炒山药 20g　炒扁豆 15g　陈皮 9g　　　茯苓 12g
　　　　法半夏 9g　　白豆蔻 6g　甘草 6g　　　竹叶 9g

之后以此为基本方，小有加减，日服 1 剂，共服 20 余剂，诸症消失而告痊愈。

【按】本病初期属于"湿热病"范畴，发病于阴历七月间，正值暑湿季节。症状见有发热恶风而无汗，头晕头痛，胸闷不饥，时有呃逆，四肢困重，周身酸痛，此为卫气同病，病在上焦及中焦。又见有小便短黄，大便稀溏，此因湿热在下焦。另胸部可见玫瑰疹，是由于湿郁热蒸，蕴于胸部。此外舌苔薄黄腻亦为湿热之象。处方给予藿朴夏苓汤为主方加减。其中藿香、佩兰、香薷芳香化湿，走于上焦，治疗发热恶风，无汗头晕；白豆蔻、苍术、厚朴、半夏苦温燥湿，走于中焦，治疗胸闷不饥及呃逆；六一散、竹叶、茯苓淡渗利湿，走于下焦，治疗小便短赤，大便稀溏；黄芩一味，既能清热，又能燥湿；防风善行，治疗周身酸痛。此方用药丝丝入扣，加之患者就诊及时，虽病情较重，但药量亦重，日进2剂，每日服药6次，病势得以遏制。

二诊时身虽热，但有津津汗出，此象既能散热，又可祛湿邪（而若大汗出则只能散热，不能去湿），诸症大减，唯有不思食、肢体困重、溲赤便溏及皮肤白㾦，此因病在中下焦，湿热并重，原方调整，合入薏苡竹叶散，加茵陈、黄连清热燥湿，则湿热并除。

三诊病已基本痊愈，湿邪已退，热势渐孤，已病既久，脾胃不开，此为湿热病的特点。故予石膏、知母、黄连、栀子少量，清热而不败胃；佩兰、白豆蔻、陈皮、神曲醒脾健胃；太子参、白术、茯苓、生薏苡仁健脾化湿，养胃以进食。四诊以竹叶石膏汤加减而收功。

（三）幼儿病毒感染

朱某，男，2岁。于某年阴历二月来诊。

病史：患儿当日突发高热，体温41℃，寒战无汗，面色苍白，四肢厥逆，鼻唇干燥，时伴抽搐，舌苔薄白而干，脉浮滑数。

辨证：外感热邪，腠理不开，热扰惊风。

治法：辛凉解表，清热解毒。

处方：金银花 10g　连翘 10g　　牛蒡子 3g　荆芥穗 2.4g

生石膏 24g　鲜芦根 18g　生甘草 2.4g　薄荷 2.4g

天花粉 6g　　淡竹叶 1.5g　牛黄散 0.6g 分冲

1 剂，水煎服，分 2 次服。

复诊：服药 1 剂后津津汗出而烧退。原方去薄荷、荆芥穗，加麦冬 5g，生地黄 6g，继服 1 剂后痊愈。

【按】此病法用辛凉解表，其中金银花、连翘清热解毒，牛蒡子清热利咽，并能退热，生石膏清气分热，花粉清热止渴而不敛邪，竹叶泄热下行，牛黄散（牛黄 1.5g，黄连 10g，黄芩 10g，炒栀子 10g，郁金 6g，雄黄 3g，石菖蒲 6g，冰片 1.5g，黄柏 6g，麝香 0.9g，珍珠 1.5g，羚羊角粉 0.9g）退热息风止惊力量尤强。

（四）蛔虫病

梁某，男，8 岁。

病史：自幼饮食不节，就诊时症见长期嗜食墙土。曾经当地医生诊为"疳积成患"，予服肥儿丸无效；又有医生诊为"单腹胀（肝硬化）"，服活血化瘀、利水消肿药物无效；还有诊"气虚脾胃虚弱"，服益气健脾药无效；有认为"蛔虫病"，服驱蛔灵，虽然打下蛔虫二三条，但仍然腹大如故。时仍嗜食墙土，不思饮食，口干舌燥，烦躁起急，形体消瘦，腹大膨隆，青筋暴露，时作腹痛，乍作乍停，夜卧不安，腹胀拒按，按之腹中有条索状物，且腹部时有起伏。

舌脉：舌淡少津，无苔，脉沉细无力。

辨证：虫积成痞。

治法：杀虫消痞。

处方：生槟榔 45g（打碎）　　　生大黄末 5g

　　　芒硝 10g

先将打碎的槟榔用砂锅加水煮 35 分钟，将药汁倒出，再加水煮 15 分钟，将煮得药汁与前次药汁混合，再放入砂锅中煎至一茶杯浓汁备用。

头天晚上少进食，第二天早晨不进食，沏一小茶杯糖水饮之，随后将槟榔浓汁一次服下，嘱咐患儿仰卧 20 分钟，将生大黄 5g，芒硝 5g 用开水冲化，放凉后一次饮下。

患儿服上述药物后约 1 小时许，自觉腹痛欲解大便，当时便下蛔虫 9 条，有死有活，再将芒硝 5g 开水冲服，10 分钟后再次排出 26 条蛔虫。随后进食小米粥一碗，须臾再次便出蛔虫 14 条，腹部鼓胀随即消退，但气短无力，后又饮小米粥一碗，又便下蛔虫 7 条，待复饮小米粥一碗后，患儿精神良好，腹胀腹痛全消，共排出蛔虫 56 条而告愈。

【按】该例病人是王老 1969 年在北京密云县白道峪村巡回医疗期间，治疗过的一个病例。王老日后回忆自己在这一阶段，虽然生活条件艰苦一些，但是临床所得却很丰富，遇见许多典型病例，在治疗过程中对中医经典中的许多论述，有了直接的体会和理解，本例便是其中之一。王老在此病例中重用生槟榔，取其行气滑肠，杀虫散结之功效，对蛔虫梗阻肠道者用之，通下效果颇为迅速，佐以大黄苦寒，荡涤肠胃，芒硝咸寒，软坚润肠，三味药物，合力通下，杀虫止痛。再辅之以小米粥，扶助胃气，使患儿体力得到补充和恢复。

（五）结核性胸膜炎

吴某，男，41岁。

病史：患者10日前恶寒发热头晕，继之咳嗽，胸闷憋气，睡卧转侧困难，体温38℃，午后加剧。胸透：左肺陈旧性结核病灶，右侧胸腔积液，膈肌运动不良。血沉24mm/h。

舌脉：舌苔薄白腻，脉弦滑数。

辨证：痰热蕴结，饮流胁下。

治法：清热宣肺，化痰泄水。

处方：葶苈子9g　大枣5枚　生甘草3g　鲜芦根30g
生薏苡仁15g　冬瓜仁15g　金银花10g　连翘9g
杏仁9g　桔梗9g　半夏9g　白芥子9g
瓜蒌仁15g　前胡6g　生姜3g

服药5剂，咳嗽、胸闷、发憋症状消失，睡卧可自由转侧，体温恢复正常。舌苔薄白，脉弦缓。血沉21mm/h。胸透：右侧肋膈角模糊，胸腔无积液，右侧肺尖陈旧性结核病灶。2个月后随访，病未复发。

【按】渗出性胸膜炎属于《金匮要略》中悬饮、支饮范畴。方用葶苈大枣泻肺汤合千金苇茎汤加减治之。冬瓜仁甘寒能清肺化痰，鲜芦根能清肺泄热，生薏仁能清热利湿，未见脓血故不用桃仁。此为本病之主方，佐以金银花、连翘清热解毒，配以杏仁、瓜蒌、前胡、生姜、炒白芥子加强肃肺宽胸降气消痰行水之功。此药证相符，故能收到满意的效果。

下篇　周乃玉验案

周乃玉简介

　　周乃玉，女，首都医科大学附属北京中医医院主任医师、教授，首都"国医名师"，第三、四、五批全国老中医药专家学术经验继承工作指导老师。20世纪90年代组建了首都医科大学附属北京中医医院风湿科，担任风湿科主任、风湿科学术带头人。

　　周乃玉教授作为发起者之一，创办了北京中医药学会风湿病专业委员会，并担任首届主任委员。在周乃玉教授领导下，每年举办一次全国中医风湿病高级研修班及两次北京市级风湿病研讨班，为北京市乃至全国中医风湿病学的发展打下了坚实的基础，也极大地促进了新一辈风湿病专家的成长。曾任北京中医药学会风湿病专业委员会主任委员、中华中医药学会风湿病分会委员、中国中西医结合学会风湿类疾病专业委员会委员。1992年在"中日医学学术讨论会北京会议"上担任学术报告人，圆满完成任务，获会议主办方中华人民共和国卫生部国际交流与合作中心及日本株式会社感谢状；2008年10月于北京人民大会堂荣获中国中西医结合学会风湿类疾病专业委员会"推动风湿病学术发展"突出贡献奖；2014年获中华中医药学会风湿病分会2014年度"全国中医风湿病优秀工作者"荣誉称号。

周乃玉教授从医50余年，一直从事风湿类疾病及内科疑难病的临床及科研工作，临床突出中医药特色和优势。对干燥综合征、痛风等风湿病中医治疗开拓创新，推崇温补脾肾，用药大胆。治病救人，出奇制胜。研制验方，疗效显著。培育后学，影响深远。

验案赏析

一、风湿病

（一）类风湿关节炎
病案1

男，61岁。2008年11月9日初诊。

病史：3年前无明显诱因出现右腕关节肿痛，活动困难，逐渐累及双腕、双手近端指间关节、掌指关节、双肩、双肘、双踝关节，晨僵2～3小时，腕关节活动受限。在某三甲医院查血沉、C反应蛋白增高，类风湿因子235IU/mL，抗环瓜氨酸多肽抗体（抗CCP抗体）（＋），双手正位片示"双手诸骨骨质疏松，部分近端指间关节间隙略窄，可见小囊变；双腕关节关节面模糊"，诊断类风湿关节炎，给予甲氨蝶呤10mg qw及爱若华10mg qd治疗，服药4月余，肿痛有所缓解，为求中西医结合治疗来我院门诊。症见：双腕、双手2～3掌指关节及2～4近端指间关节肿痛，双肩、肘、膝、踝关节疼痛，晨僵1～2小时，关节怕风怕凉，阴雨天加重，口干，眼不干，食欲差，眠尚安，二便正常。

舌脉：舌暗红苔白腻，脉沉。

辨证：脾肾亏虚，寒湿闭阻。

治法：健脾补肾，散寒除湿，通络止痛。

处方：川乌 10g 先煎　炙麻黄 6g　　白芍 20g　　　生黄芪 15g

　　　　熟地黄 20g　甘草 10g　　续断 10g　　　骨碎补 15g

　　　　防己 10g　　土茯苓 15g　白花蛇舌草 30g

　　　　威灵仙 10g　桑枝 15g　　陈皮 10g　　　焦三仙 30g

　　　　紫苏梗 10g

上方加减，3 个月后复诊，关节肿痛明显好转，偶感乏力，双肩及膝关节仍有疼痛，关节怕凉，复查血沉及 C 反应蛋白基本正常。舌淡红苔白，脉沉细。

处方：柴胡 10g　　桂枝 10g　　白芍 20g　　甘草 10g

　　　　大枣 10g　　生姜 10g　　熟地黄 15g　生黄芪 20g

　　　　防风 10g　　防己 10g　　威灵仙 10g　香附 10g

　　　　怀牛膝 10g　骨碎补 15g　白鲜皮 15g　穿山龙 15g

【按】类风湿关节炎是一种以关节及关节周围组织的无菌性炎症为主的全身性疾病，常侵犯手足小关节，致残率较高。中医证属"痹证"，又有学者认为本病更近似于"历节病"，或称"顽痹"。中医认为"风寒湿三气杂至，合而为痹"。认为痹证发生为感受风寒湿邪。然"邪之所凑，其气必虚"，首先要有脏气亏损。本患者脾肾不足，感受寒湿之邪，导致发病。治疗上健脾益肾，散寒除湿，故选用乌头汤加减。待关节肿痛好转，病情趋于稳定，则以调和营卫气血为主，应用气血双调之代表方剂柴胡桂枝汤加减。

病案 2

董某，女，33 岁。2005 年 7 月 13 日初诊。

病史：患者多关节肿痛 17 年，在外院诊为类风湿关节炎，未予系统诊治。症见双手指疼痛肿胀，晨僵，腕、膝、踝关节疼痛，夜间重，关节局部灼热，大便调。查类风湿因子 87IU/mL，手 X 线片示手关节间隙窄、囊性变，膝关节 X 线片示骨质增生、间隙稍窄。

舌脉：舌淡红，苔黄，脉弦细。

辨证：寒热错杂。

治法：清热利湿，散寒消肿止痛。

处方： 桂枝 10g　　生石膏 30g　知母 30g　　甘草 10g

麻黄 6g　　　穿山甲 6g　　白芍 20g　　姜黄 10g

白芥子 6g　　白鲜皮 10g　干姜 6g　　　生黄芪 20g

防风 10g

服上药 7 剂后关节局部灼热明显减轻，手指关节痛，怕冷，膝痛，大便溏。舌淡红，苔根黄，脉弦细。

处方： 桂枝 10g　　生石膏 30g　知母 30g　　甘草 10g

麻黄 6g　　　穿山甲 6g　　炒白芍 20g　姜黄 10g

白芥子 6g　　白鲜皮 10g　干姜 6g　　　生黄芪 20g

骨碎补 10g　补骨脂 10g

服药 7 剂手关节疼痛、肿胀减轻，晨僵，膝关节疼痛，下蹲受限。舌淡红，苔根黄，脉弦细。

处方： 桂枝 10g　　生石膏 30g　知母 30g　　甘草 10g

麻黄 6g　　　穿山甲 6g　　炒白芍 20g　姜黄 10g

白芥子 6g　　白鲜皮 10g　干姜 6g　　　生黄芪 20g

骨碎补 10g　补骨脂 10g　蜂房 10g　　当归 10g

服药 14 剂手关节疼痛减轻，晨僵时间减少，膝关节疼痛减轻，大便调。舌淡红，苔根黄，脉弦细。

处方： 桂枝 10g　　当归 10g　　知母 30g　　甘草 10g

麻黄 6g	穿山甲 6g	炒白芍 20g	姜黄 10g
蜂房 10g	白鲜皮 10g	干姜 6g	生黄芪 20g
骨碎补 10g	补骨脂 10g		

【按】患者外受风寒湿邪，郁久化热，湿热内蕴，闭阻经络，气血运行不畅，故关节肿胀疼痛，证属寒热错杂之证。在寒热错杂型类风湿关节炎的治疗中，根据临床辨证，周老常用白虎加桂枝汤、桂枝芍药知母汤以及阳和汤合仙方活命饮加减。

病案 3

患者，女，31 岁。

病史： 患者自半年前开始出现双手近端指间及掌指关节、腕关节对称性肿痛，晨僵约 2 小时。关节肿胀局部自觉略热，但全身怕风怕凉。汗出多，动则汗出，以头部汗出为主，自汗，易疲乏。无发热，无皮疹，无反复口腔溃疡，无指端遇冷变色，无口眼干涩，无皮下结节，纳食一般，睡眠欠佳，二便正常。

舌脉： 舌淡红苔白，脉沉细。

处方：
柴胡 10g	半夏 10g	黄芩 10g	生甘草 10g
党参 15g	全蝎 6g	桂枝 10g	白芍 20g
巴戟天 15g	丹参 15g	防风 10g	威灵仙 15g
熟地黄 30g	淫羊藿 15g	片姜黄 15g	穿山龙 30g

服用 14 剂后，关节肿痛晨僵明显好转。再诊时经期将至，口角有干裂，舌淡苔白，脉沉细。

处方：
柴胡 10g	半夏曲 10g	黄芩 10g	生甘草 10g
党参 15g	全蝎 6g	白芍 20g	巴戟天 15g
丹参 15g	防风 10g	熟地黄 30g	片姜黄 15g
穿山龙 30g	凤凰衣 10g	炒白术 10g	

服用 14 剂，服药后口角干裂痊愈，关节肿痛缓解。

【按】本例患者为年轻女性，病程较短仅半年，为类风湿关节炎初期且为活动期的患者。其症候主要表现为上肢关节肿痛，怕风怕凉，汗出多。病位在筋骨关节，属肝脾肾。病性属虚实夹杂，寒湿为主。分期为初期。类风湿关节炎初期多因外邪侵袭导致气血失调，经脉不通，邪气客于筋脉分肉之中，阻遏阳气，筋脉失荣。治疗应通阳除痹为主，故方用小柴胡汤直达病所，并疏通气机瘀滞，桂枝汤合营调血通阳，补中扶正，防止邪气深入内脏，配合巴戟天、淫羊藿温阳行气，全蝎、威灵仙、穿山龙通络祛邪，使气血调和，经脉通畅，邪去正复，故病情缓解。对于早期活动期患者，周乃玉教授十分强调调理气血，指出早期患者病情尚轻，内虚不重，邪在经络筋脉，气血运行受阻，故当以调理气血为治疗关键。

病案 4

熊某，女，59 岁。2009 年 10 月 12 日入院。

病史：患者 6 年前无明显诱因出现双手 2～5 近端指间关节、双腕、双踝关节肿痛，晨僵约 5 分钟，未系统诊治。5 年前就诊于我市多家三甲医院，均诊断为类风湿关节炎，予中药汤剂治疗，症状缓解。3 个月前无明显诱因关节肿痛加重，当地私人诊所局部注射某种药物治疗。2 周前左膝、右腕关节肿痛，屈伸受限，在外院查类风湿因子 259IU/mL，C 反应蛋白 6.59mg/L，血沉 60mm/h，抗核抗体（-），血常规、肝功能均正常，双膝 X 线片示"左膝关节间隙消失，右膝关节间隙变窄"，予来氟米特 20mg qd、甲氨蝶呤 10mg qw 治疗。入院后查肝功能异常升高，故停用所有西药，加用保肝药治疗。

舌脉：舌红苔白厚腻，脉弦细。

辨证：肝肾亏虚，经络闭阻。

治法：补益肝肾，通络止痛。

处方：柴胡 10g　半夏 10g　生龙骨 20g　生牡蛎 20g

　　　　生甘草 10g　怀牛膝 20g　川牛膝 20g　木瓜 10g

　　　　黄柏 10g　知母 10g　醋白芍 10g　桑寄生 20g

药后症状渐减，膝关节疼痛减轻，仍感踝关节肿痛，原方加威灵仙 10g，片姜黄 15g。再服药 2 周，症状减轻，出院继治。

【按】柴胡加龙骨牡蛎汤出自《伤寒论》："伤寒八、九日，下之，胸满烦惊，小便不利，谵语，一身尽重，不可转侧者，柴胡加龙骨牡蛎汤主之。"此条为治疗伤寒误下伤正，邪陷少阳，少阳枢机不利之证。后人将此方广泛应用于癫狂、不寐、眩晕、郁证等精神、神经系统疾患的治疗，其病机大多与情志因素有关，主要为精神抑郁，肝失条达。周老师则常以柴胡加龙骨牡蛎汤治疗风湿病，临床取得显著疗效。该病人肝肾不足，气血亏虚，筋骨失养；复因外邪侵袭，或痰瘀互结，流注关节，使气血凝滞，脉络痹阻，关节肿痛变形，屈伸不利；或劳损过度，日久局部气血失和，经脉受阻，筋骨失养。柴胡加龙骨牡蛎汤疏肝健脾，理气解郁；桑寄生、牛膝滋补肝肾，强筋壮骨，益水以制火。木瓜舒筋活络，知母、黄柏清热除湿，诸药相合，共奏其效。

病案 5

李某，男，64 岁。2015 年 9 月 15 日初诊。

病史：8 年前出现对称性多关节肿痛，诊断类风湿关节炎。近 2 个月关节疼痛加重，双手关节肿胀，晨僵 2 小时，活动受限，肩关节疼痛，纳可，二便调。既往双膝关节"骨关节炎"，行关节置换术。查双手 X 线片：手指关节间隙变窄，骨质疏松。C 反应蛋白 30.12mg/L，血沉 60mm/h，类风湿因子 2030IU/mL。

舌脉：舌质红，苔少而干，脉沉弦。

辨证：脾肾两虚，脉络闭阻。

治法：健脾补肾，通络止痛。

处方：

生黄芪 20g	当归 10g	白术 10g	甘草 10g
白芥子 6g	穿山甲 10g	熟地黄 20g	防风 10g
补骨脂 10g	白芍 20g	木瓜 10g	枸杞子 15g
肉苁蓉 30g			

服上药 7 剂，手关节疼痛有所减轻，近三天咳嗽，痰黄，口干，咽喉不利。舌质红，苔少而干，脉沉弦。

处方：

鱼腥草 30g	连翘 15g	紫菀 10g	百部 15g
白芥子 6g	穿山甲 10g	白芍 20g	甘草 10g
补骨脂 10g	生黄芪 20g	熟地黄 20g	木瓜 10g

服药 7 剂后咳嗽、痰黄、口干均已减轻，手、肩关节疼痛，两胁窜痛。舌质红，苔少，脉沉弦。

处方：

柴胡 10g	白术 10g	茯苓 20g	甘草 10g
姜黄 10g	白芍 20g	桂枝 10g	水蛭 10g
玄参 15g	穿山甲 10g	全蝎 6g	丹参 10g

服上方 14 剂，关节疼痛减轻，乏力明显，轻咳，少痰，纳可，二便调。舌质暗，苔薄白，脉沉细。

处方：

白术 10g	茯苓 20g	生黄芪 20g	甘草 10g
姜黄 10g	白芍 20g	木瓜 10g	桑枝 20g

水蛭 10g　　穿山甲 10g　全蝎 6g　　　丹参 10g

桑白皮 30g

服上方 14 剂后关节疼痛基本消失。

【按】该患者年逾六旬，久病不愈，脾肾不足，不养筋骨，外受邪气，闭阻经脉，气血运行不畅，不通则痛。周老认为，风湿病的主证是关节肿胀疼痛，"调补气血"就能消肿止痛。补血先补气，气足血亦足；调血先行气，气行则血行；因此周老多以"调补气血"为先，选用黄芪当归补血汤，特别重用黄芪，健脾益气通阳，调补气血。

病案6

患者，女，69 岁。

病史： 多关节肿痛间作 10 余年。10 余年前开始出现手、足、膝关节对称性肿痛伴晨僵，在外院诊断为"类风湿关节炎"，服用中药治疗，症状时轻时重，逐渐手足关节变形，活动不利。1 周前感冒后出现手、足、膝多关节肿痛加重，晨僵 3 小时，关节肌肉怕风怕凉，无发热，汗出不多，无明显口眼干，就诊时已无咳嗽咳痰，纳食欠佳，眠欠安，二便尚调。

舌脉： 舌淡苔白，脉沉细。

处方： 熟地黄 20g　鹿角胶 10g　麻黄 5g　　　白芥子 10g

穿山甲 10g　生甘草 10g　桂枝 10g　　防己 10g

防风 10g　　生黄芪 20g　丹参 15g　　片姜黄 15g

豨莶草 30g　白芍 20g　　巴戟天 15g

服用 14 剂药后症状减轻。

【按】本例患者为老年女性，病史已有 10 余年，已出现手足关节变形，关节活动受限，为类风湿关节炎晚期，此次因外感导致疾病复发，病情加重。本病久病骨质破坏，关节活动不利，以关节表现为主，入骨入肾，病位在肾。八纲辨证为虚证，寒湿痹。分期为晚期发作期，分型肾阳亏虚，寒湿闭阻。故治以温肾散寒，通阳蠲痹。

　　本例患者治疗所选方为"阳和汤"加减，周乃玉教授临床治疗阳虚寒凝痹证常用"阳和汤"。"阳和汤"主治阴疽，有温阳补虚、散寒通滞作用，周乃玉教授用其治疗肾阳亏虚，寒痰凝滞，缠绵难愈之痹证，效果理想。其中麻黄配熟地黄，麻黄配白芥子的用药思路，扩大了其临床使用。本方用的是补而兼散的药，熟地黄、鹿角胶温补精血。用桂枝代替肉桂温阳活血，散寒除湿。麻黄发越人体阳气，麻黄在这里可使补益药物更好发挥作用，使阳气能迅速地布达周身。因为所生之病、所生之寒，是沉寒痼冷、内生之虚寒，无法通过透达祛之外出，只能采取温化的办法，"离照当空，阴霾自散"。阴寒之邪聚集，局部有瘀积，白芥子善于走窜经络，祛皮里膜外之痰，并配合穿山甲加强通络之力。周乃玉教授常用此方加减治疗一些中晚期的类风湿关节炎，因其病久阳气已衰，且痰瘀毒邪凝聚，正是"阳和汤"的主治病情。

病案 7

　　患者，女，39 岁。职员。

　　病史：多关节对称性肿痛间作 1 年余。双手掌指、近指、双腕、双肘间断肿痛，双手握拳困难，双肘伸直受限，双肩、双膝、腰部疼痛，周身关节怕风怕冷，关节肿胀处发热，晨僵半小时，疲倦、乏力、思睡，自汗，自觉身体沉重，饮食一般，眠可，二便正常，月经量少色淡，第一次就诊时马上要到经期。

查双手 X 线片示骨质疏松、手指关节间隙变窄；类风湿因子高滴度阳性；抗 CCP 抗体高滴度阳性；血沉 52mm/h。

舌脉：舌淡红，苔薄白，脉沉细。

处方： 生黄芪 20g　防己 10g　　防风 10g　　生甘草 10g
　　　　 金银藤 30g　片姜黄 15g　麻黄 6g　　秦艽 15g
　　　　 威灵仙 15g　穿山甲 10g　白芥子 6g　　丹参 15g
　　　　 穿山龙 30g　益母草 15g

服上方 7 剂，服药后关节肿痛有所减轻，仍感乏力，腰膝酸困，舌淡苔薄白，脉沉细。月事已完。

处方： 生黄芪 20g　防己 10g　防风 10g　　生甘草 10g
　　　　 淫羊藿 15g　片姜黄 15g　麻黄 6g　　桂枝 10g
　　　　 威灵仙 15g　穿山甲 10g　白芥子 6g　　丹参 15g
　　　　 穿山龙 30g　熟地黄 20g　川牛膝 15g

服上方 14 剂，服药后上诉症状明显缓解，关节肿胀减轻，仍时有关节疼痛，希望巩固疗效，舌淡苔薄白，脉沉细。

处方： 生黄芪 20g　防己 10g　　防风 10g　　生甘草 10g
　　　　 淫羊藿 15g　片姜黄 15g　麻黄 6g　　桂枝 10g
　　　　 威灵仙 15g　穿山甲 10g　白芥子 6g　　丹参 15g
　　　　 穿山龙 30g　熟地黄 30g　川牛膝 15g　川乌 10g 先煎

继服上方 14 剂后中成药巩固治疗。

【按】此病例，周乃玉教授运用了防己黄芪汤、阳和汤、乌头汤三方结合加减化裁治疗。

首先防己黄芪汤主要功用为益气祛风，健脾利水，主治卫气不固的风水或风湿，主要证见汗出恶风，身重，小便不利，舌淡苔白，脉浮者。身重、身肿是本证的主要标志，说明水湿在肌肤，更重要的是说明脾运化水湿功能不行，气虚而肿。

阳和汤主治阳虚气寒，血脉凝滞的阴疽，治疗虚寒性的病证。运用补而兼散的药来温阳补血，散寒通滞。

乌头汤治"病历节不可屈伸，疼痛"。乌头与附子为同一植物的不同部位，主治与附子相似，不同者，乌头多用于痛证，附子多用于寒证。

三方合用以健脾温阳，祛湿散寒，通络化滞，兼用一些祛风胜湿通脉之品，使邪气得去，正气得复，病情好转。

病案8

患者，男，76岁。退休。

病史：患者自20余年前开始间断出现手足小关节肿痛，间断服用中药治疗，症状时轻时重。现双腕活动受限，手指出现变形，手足关节时有肿痛，双膝蹲起困难。偶有胸闷心悸，全身怕风怕凉，乏力明显，汗出不多，眠差，大便正常，夜尿频。查双手X线片示腕关节融合，骨质疏松，手指关节间隙变窄；类风湿因子高滴度阳性；抗CCP抗体（+），血沉60mm/h。

舌脉：舌淡红苔薄白，脉沉细。

处方：生黄芪20g　炒白术10g　茯苓10g　生甘草10g
炒山药10g　菟丝子10g　丹参15g　佛手10g
香橼10g　桂枝10g　五味子10g　片姜黄15g
麦冬10g　党参10g　巴戟天15g

服上方7剂，服药后关节肿痛有所减轻，胸闷心悸减轻，仍感乏力，舌淡苔薄白，脉沉细。

处方：生黄芪20g　炒白术10g　茯苓10g　生甘草10g
炒山药10g　菟丝子10g　丹参15g　佛手10g
香橼10g　桂枝10g　五味子10g　片姜黄15g

> 麦冬 10g　　党参 10g　　　淫羊藿 15g　仙茅 5g

服药后上诉症状明显缓解，关节肿胀减轻，乏力缓解，希望巩固疗效，舌淡苔薄白，脉沉细。

处方：生黄芪 20g　炒白术 10g　　茯苓 10g　　　生甘草 10g

　　　　炒山药 10g　菟丝子 10g　丹参 15g　　佛手 10g

　　　　香橼 10g　　桂枝 10g　　五味子 10g　片姜黄 15g

　　　　麦冬 10g　　党参 10g　　巴戟天 15g　续断 10g

继服上方 14 剂后中成药巩固治疗。

【按】本病例患者为老年男性，关节炎病情日久，已出现手指关节变形，关节活动不利，是类风湿关节炎的晚期患者，治疗当以扶正祛邪，尤以扶正补益脏腑、益气养血为主，使患者正气恢复，自然邪气能被祛除。

本例患者的特点是类风湿关节炎合并有心脏受累病变，患者除关节肿痛外，还伴有乏力、胸闷、心悸等症候特点。周乃玉教授选用生脉饮加桂枝来补益心气，滋养心阴，振奋胸阳，减轻乏力、心悸、胸闷等不适。另外用山药、菟丝子、巴戟天、续断温补脾肾阳气来加强活血通络、强筋壮骨之力，使肌肉筋骨得以温煦濡养，骨骼关节力量增强则关节症候减轻。从中也可以看到周乃玉教授辨证思路的灵活性。

病案 9

患者，女，26 岁。职员。

病史：患者自 2 年前开始出现手指、腕关节肿痛间作，诊断为类风湿关节炎。近期因劳累受凉受潮，出现晨僵约 2 小时，手指及腕关节疼痛，无发热，怕风怕凉，月事正常，纳食可，眠安，二便正常。查手 X 线片：腕关节间隙狭窄，骨质疏松改变。

舌脉：舌淡胖，苔薄白，脉沉细。

处方：黑附片 15g 先煎　　白芍 15g　　生甘草 10g

熟地黄 30g　桂枝 6g　　姜黄 15g　　蜂房 10g

生牡蛎 30g　麻黄 6g　　炒白术 10g　防风 10g

生黄芪 20g　当归 10g　　生鹿角 10g

服上方 7 剂后关节疼痛减轻，乏力，饮食不佳，无食欲，二便正常。

处方：黑附片 30g 先煎　　砂仁 5g　　肉桂 10g

炒白芍 20g　炙甘草 10g　香附 10g　　乌药 10g

桂枝 10g　　穿山甲 10g　白芥子 6g　　补骨脂 10g

熟地黄 20g　片姜黄 10g　柴胡 10g　　生黄芪 20g

服上方 14 剂后关节疼痛明显缓解，饮食好转。

处方：黑附片 30g 先煎　　肉桂 10g　　炒白芍 20g

炙甘草 10g　香附 10g　　乌药 10g　　桂枝 10g

穿山甲 10g　白芥子 6g　　补骨脂 10g　熟地黄 20g

片姜黄 10g　柴胡 10g　　生黄芪 20g　全蝎 6g

服上方 7 剂病情平稳。

处方：黑附片 30g 先煎　　白芍 20g　　生甘草 10g

茯苓 20g　　桂枝 10g　　片姜黄 15g　穿山甲 10g

白芥子 10g　骨碎补 10g　透骨草 6g　　补骨脂 10g

生黄芪 20g　当归 10g

继续服上方 14 剂巩固疗效。

【按】该患者为年轻女性，病史时间两年之久，以致脏腑气血亏虚，尤以脾肾两脏亏虚为主，加之此次劳累后复感寒湿之邪，导致气血运行不畅，经络痹阻，不通则痛。为类风湿关节炎晚期且为活动期的患者。

本例用药特点是重用黑附片温阳化湿，用辛温大热之剂，消除阴霾寒凝。凡阳气虚衰，寒湿凝滞之证，则需重用附子，辅以肉桂、麻黄加强附子驱散阴霾的作用，虫类药穿山甲、全蝎来搜风剔邪，活血通络。叶天士云："风寒湿三气合而为痹，经年累月，外邪留著，气血俱伤，化为败瘀凝痰，混处经络，须用虫类搜剔，以动药使血无凝着，气可宣通。"

病案 10

患者，女，47 岁。教师。

病史：患者自 12 年前开始出现双腕、双手掌指关节疼痛，肿胀，在多家医院就诊，明确诊断为类风湿关节炎。近半年来多关节疼痛加重，手关节肿胀，晨僵 3 小时，怕风怕凉，乏力疲倦，手关节活动受限，纳食可，眠安，二便正常。

舌脉：舌淡胖，苔薄白，脉沉细。

处方：黑附片 15g 先煎　　白芍 15g　　生甘草 10g

熟地黄 30g　桂枝 10g　　姜黄 15g　　蜂房 10g

生牡蛎 30g　麻黄 6g　　炒白术 10g　防风 10g

生黄芪 20g　当归 10g　　生鹿角 10g

服上方 7 剂后关节疼痛减轻，中下腹时有疼痛，二便正常。

处方：生黄芪 20g　肉桂 10g　　黑附片 30g 先煎

炒白芍 20g　香附 10g　　乌药 10g　　穿山龙 30g

熟地黄 30g　桂枝 10g　　片姜黄 10g　穿山甲 10g

白芥子 6g　补骨脂 10g

服上方 7 剂后关节疼痛减轻，手指略有肿胀。

处方：生黄芪 20g　肉桂 10g　　黑附片 30g 先煎

　　　炒白芍 20g　　穿山龙 30g　　熟地黄 20g　　桂枝 10g

　　　片姜黄 10g　　穿山甲 10g　　白芥子 6g　　补骨脂 10g

　　　白鲜皮 10g　　炒皂角刺 15g

　　继服 14 剂病情好转。

　　【按】该患者年近七七，患病日久，脾肾亏虚，复感寒湿之邪，导致气血运行不畅，经络瘀痹，不通则痛。治疗以攻补兼施，扶正祛邪为主。通络上运用温阳通络、益气通络、活血通络、化浊通络、养血通络等方法，使邪去正复，病情好转。

病案 11

　　王某，男，22 岁。2009 年 1 月 3 日初诊。

　　病史：2 年前受凉后出现左足踝肿痛，外用药膏后减轻。此后逐渐累及手足小关节、双膝，肘肩关节疼痛。在外院诊断为类风湿关节炎，应用甲氨蝶呤 10mg qw 及柳氮磺吡啶片 1.0g bid 治疗，症状控制。3 周前受凉，症状加重，手足小关节、膝、踝关节肿胀、疼痛，局部灼热，皮肤略红。伴高热，汗出，烦渴。查血沉 88mm/h，C 反应蛋白 59.2IU/mL，类风湿因子 125IU/mL。

　　舌脉：舌质红，苔薄黄，脉滑数。

　　治法：清热除湿，通络止痛。

　　处方：生石膏 30g　　寒水石 30g　　石见穿 20g　　酒大黄 10g

　　　　　干姜 6g　　　桂枝 10g　　　白鲜皮 15g　　蛇床子 10g

　　　　　姜黄 15g　　　全蝎 5g　　　土茯苓 20g　　防己 10g

　　服药 7 剂，患者高热退，关节肿痛明显减轻，后在此基础上加减化裁，共治疗 2 个月，患者症状基本消失，血沉、C 反应蛋白降至正常。

【按】周老师善用风引汤治疗类风湿关节炎活动期伴发热患者。风引汤在《金匮要略》中用于"除热瘫痫",在此治疗类风湿关节炎热邪侵入营血者。以大黄泄血分实热,桂枝通行血脉,生石膏、寒水石甘寒清热,白鲜皮、蛇床子、土茯苓解毒利湿清热,全蝎通络止痛。同样是热痹,若热邪闭于卫气,则多用白虎汤。

病案 12

马某,男,38 岁。2009 年 2 月 2 日初诊。

病史:2 年前无明显诱因出现右腕关节肿痛,逐渐累及双手近端指间关节、掌指关节、双膝、双踝关节,伴晨僵 2 小时,1 年前在某三甲医院查血沉、C 反应蛋白增高,类风湿因子 225IU/mL,抗 CCP 抗体 1600U/mL,诊断为类风湿关节炎。予甲氨蝶呤 10mg qw、来氟米特 10mg qd 治疗,肿痛有所缓解。2 个月前受凉感冒,咽痛、咳嗽、咳痰,伴发热,多关节肿痛加剧,口服感冒药及抗生素后感冒症状减轻,但仍有发热,晚间甚,关节肿痛明显,局部皮温增高,晨僵 3～4 小时,查血常规正常,血沉 67mm/h,C 反应蛋白 77.2mg/L,类风湿因子 521IU/mL,双手 X 线片示部分近端指间关节间隙略窄,可见小囊变。

舌脉:舌红苔黄腻,脉弦滑。

辨证:脾肾亏虚,湿热痹阻。

治法:西药继用。中药清热除湿,通络止痛。

处方:

生石膏 30g	知母 10g	桂枝 10g	白芍 20g
甘草 10g	大枣 10g	生姜 3 片	
白花蛇舌草 30g		片姜黄 15g	桑枝 10g

全蝎 6g　　蜈蚣 10g　　穿山龙 30g　生白术 10g

药后 2 周，热退，关节热肿减轻，舌脉同前。方药原方去生石膏、知母，加黄芪 15g，防己 10g，防风 10g。2 个月后症状明显缓解。

【按】类风湿关节炎属中医痹证范畴。痹证在中医分型中可分为行痹、痛痹、着痹、热痹，其中行痹、痛痹、着痹属风寒湿痹，分别以感受风寒湿三种邪气侧重点不同而表现有所区别，因此命名有所差异。而感受风湿热邪而发病的为热痹，表现为湿热痹阻证候。本患者关节热肿，伴发热，舌质红苔黄腻，脉弦滑，属湿热痹阻之证，治疗以白虎汤清气分热邪，桂枝汤调和营卫，配合白花蛇舌草、片姜黄、穿山龙清热解毒利湿，全蝎、蜈蚣搜风通络。待热邪渐去，去石膏、知母，加黄芪健脾益气，防风、防己一组对药祛风除湿。

病案 13

王某，男，40 岁。2009 年 8 月 7 日就诊。

病史：患者近 1 个月来无明显诱因出现手足、膝、踝关节肿胀、疼痛，局部灼热，皮肤稍红，伴高热，汗出，烦渴。查血沉 120mm/h，C 反应蛋白 89mg/L，类风湿因子 73IU/mL。

舌脉：舌质红，苔薄黄，脉滑数。

辨证：湿热阻络。

治法：清热利湿，化痰通络。

处方：生石膏 30g　寒水石 30g　石见穿 20g　酒大黄 10g
　　　　干姜 6g　　桂枝 10g　　白鲜皮 15g　蛇床子 10g
　　　　姜黄 15g　　全蝎 5g　　土茯苓 20g　防己 10g

服药 7 剂，患者高热退，关节肿痛明显减轻，后在此基础上加减化裁，共治疗 2 个月，患者症状基本消失，血沉、C 反应蛋白降至正常。

【按】风湿免疫病为系统损害疾病，常常会出现高热病人。风引汤见于《金匮要略》"风引汤治热瘫痫"，常常用于治疗肝阳上亢、肝风内动的高血压病、中风、精神疾病、重症肌无力等疾病，也有用于治疗邪热内扰的高热急症的报道，而应用于治疗关节痹证的独周乃玉一人。在风湿痹证中，往往由于脏腑亏虚，功能失调，导致实邪侵袭，而这种实邪，无论是风寒湿邪，还是风湿热邪，都可以痹郁日久而化热，热邪内扰，引动肝风，从而出现发热、关节热肿等症状，因此应用风引汤重镇潜阳、平息肝风。

病案 14

萨某，女，47 岁。2015 年 4 月 2 日初诊。

病史： 患者类风湿关节炎 15 年，3 年前诊断为类风湿关节炎继发肺间质纤维化。近 3 周关节疼痛加重，双手关节肿胀，晨僵 2 小时，活动受限，肩关节疼痛。伴发热，体温 37.5 ～ 38℃，乏力，怕冷，纳少，咳嗽，白沫痰，气短，二便调。既往史：贫血 7 年。查手 X 线：手指关节间隙变窄，骨质疏松。血沉 118mm/h，抗角蛋白抗体（AKA）（+），类风湿因子 286IU/mL，C 反应蛋白 30.12mg/L。血红蛋白浓度 9.6g/L。

舌脉： 舌淡红，苔薄黄。脉沉细。

辨证： 脾肾两虚，脉络闭阻。

治法： 健脾补肾，通络止痛。

处方： 生黄芪 20g　白术 10g　　甘草 10g　　陈皮 10g

　　白芥子 10g　穿山甲 10g　当归 10g　　丹参 10g

　　白薇 20g　　白豆蔻 10g　土茯苓 20g

　　白花蛇舌草 30g　　　　　柴胡 10g

　　服药 7 剂，体温有所下降，体温 37.4℃左右，关节疼痛减轻、肿胀，轻咳嗽，咳痰减少，仍乏力、气短，二便正常。舌质淡红，苔薄黄，脉沉细。

　　处方：生黄芪 20g　白术 10g　　甘草 10g　　陈皮 10g

　　白芥子 10g　穿山甲 10g　当归 10g　　丹参 10g

　　麻黄 5g　　　白豆蔻 10g　土茯苓 20g　阿胶 10g 烊化

　　柴胡 10g

　　再服 7 剂，体温已正常，关节疼痛、肿胀减轻，乏力、气短减轻，舌质淡红，苔薄黄，脉沉细。

　　处方：生黄芪 20g　白术 10g　　甘草 10g　　陈皮 10g

　　白芥子 10g　穿山甲 10g　当归 10g　　丹参 10g

　　麻黄 5g　　　阿胶 10g 烊化　姜黄 10g　　白鲜皮 10g

　　服 7 剂后关节肿痛基本消退。

　　【按】患者年逾六旬，久病不愈，脾肾不足，不养筋骨，外受邪气，闭阻经脉，气血运行不畅，不通则痛。李东垣在《脾胃论》中提出"气虚发热"的论点，并创建"补中益气汤"，人参、黄芪、甘草甘温补气，白术健脾，陈皮理气，当归补血，升麻、柴胡升举清阳，以甘温除热法治疗气虚身热内伤之火。周老师将补中益气、甘温除热应用于此类风湿关节炎病案，临床获得满意疗效。

　　病案 15

　　李某，女，60 岁。2013 年 10 月 12 日初诊。

病史：类风湿关节炎病史 7～8 年，症见双侧肩、膝、踝关节痛，下肢麻、睡眠欠安、心悸。既往脑血栓后遗症。

舌脉：舌暗苔薄黄，脉沉细弱。

处方：

生黄芪 20g	当归 10g	桂枝 10g	大枣 10g
穿山甲 10g	白芥子 10g	补骨脂 10g	丹参 15g
全蝎 6g	百部 10g	防己 10g	防风 10g
炒白术 10g	炒苍术 10g		

服上方 7 剂，肩关节痛减、左膝负重时痛减，右踝痛，仍下肢麻、睡眠欠安、心悸，舌脉同前。上方加土鳖虫 6g。

服用 14 剂后关节痛、下肢麻木减轻，纳可。服上方后眠好。舌淡苔黄，脉弦细。上方土鳖虫加至 10g，加炒地龙 10g，14 剂。

【按】周老善用虫类药治疗风湿病。周老常用䗪虫治疗痹证瘀血痹阻证。䗪虫，别名土鳖虫、地鳖、簸箕虫，首载于《神农本草经》。其性寒、味咸，有小毒，《雷公炮制药性解》云其"入心、肝、脾三经"。功效破血逐瘀，续筋接骨，疗伤止痛，常用于治疗骨科跌打损伤、妇科产后瘀滞等，如成药大黄䗪虫丸等。周老师利用其破血续筋止痛之功效，将其用于治疗强直性脊柱炎、类风湿关节炎等风湿性疾病，收效良好。

周老师曾经明确指出，西医学认为，强直性脊柱炎病理为肌腱附着点炎，类风湿关节炎病理为滑膜炎，二者均属中医"筋骨受损"范畴，而中医修复筋骨损伤的治疗方法即包括续筋接骨、活血化瘀，从而改善局部微循环、促进无菌性炎症的吸收（此观点有待于进一步实验加以验证）。因此，针对久病或有外伤者，或兼有明显瘀血症状者，诸如疼痛夜间静卧时加重、痛经且血块多色暗、舌质暗有瘀斑者，如屡治不效时可试加用此药，时能起到止痛效果。周老师同时指出，该药性寒，在风湿病治疗中用量不宜过大，多为 6g；另因其有毒，不宜久服；并且其破血力量较强，无瘀血征象者或孕妇不宜使用。

病案 16

苏某，女，49 岁。2013 年 11 月 8 日初诊。

病史：类风湿关节炎病史半年，4 个月前出现双手近端指间关节、掌指关节、腕关节、颞颌及足跟疼痛，有时轻微肿胀，伴有晨僵，怕冷。

舌脉：舌淡苔薄白，脉沉细。

处方：

肉桂 6g	黄柏 10g	甘草 10g	白鲜皮 15g
穿山龙 30g	熟地黄 20g	穿山甲 6g	土茯苓 20g
白芍 20g	木瓜 10g	防己 10g	防风 10g
白豆蔻 10g			

服药 7 剂颞颌关节疼痛，舌脉同前。上方加白附子 10g。

再服 7 剂，足跟疼痛减轻，颞颌关节疼痛减轻，舌脉同前。上方去白豆蔻，加补骨脂 10g。

【按】颞颌关节是类风湿受累关节，往往因其影响患者日常生活，而使患者倍感痛苦。周老应用白附子治疗类风湿关节炎颞颌关节疼痛。白附子，性温味辛甘，有毒，归脾胃二经。主要功效为化痰祛风止痉，解毒散结，燥湿止痒，因为其有止痛功效，故有时用于治疗风湿痹痛。著名老中医焦树德先生将其用于三个方面：中风口眼㖞斜，破伤风，寒湿、风痰导致的偏头痛。临床常用剂量为 2.5 ～ 5g。《本草述》中描写白附子"主治中风，痰饮头痛，行著痹"，《本草汇言》中说白附子能够"祛风寒，善散面口风"。由此可以看出，白附子不仅有祛风止痛的功效，还善于上行头面部位。周老师正是利用这两个特点，将其用于治疗类风湿关节炎导致的颞颌关节疼痛，临床常常能够连连奏效，常用剂量略为偏大，为10g。

病案 17

李某，女，8 岁。

病史：关节疼痛 1 年余，手指、膝、踝关节疼痛、肿胀、晨僵、乏力、纳呆，大便畅，易外感，在外院诊为"幼年类风湿关节炎"。

舌脉：舌质淡红，苔白，脉沉细。

辨证：脾肾亏虚，经络闭阻。

处方：生黄芪 10g　白术 6g　　茯苓 10g　　甘草 10g
　　　　桂枝 5g　　白芍 10g　　川芎 6g　　　丹参 10g
　　　　穿山甲 3g　白鲜皮 10g　金银藤 15g　虎杖 10g

服药 7 剂后关节症状明显减轻，后随症加减，关节痛明显改善。

【按】小儿患风湿性疾病临床较为常见，包括幼年类风湿、幼年强直性脊柱炎以及系统性红斑狼疮、硬皮病等，周老师善治小儿风湿病。治疗有其特点，从中医辨证而言，可分毒热内蕴、湿热和邪、风寒闭阻、肝肾亏虚、气血瘀滞。在组方用药方面，应针对儿童生理特点。首先，小儿为纯阳之体，不可过用祛风药，以免其辛温、苦燥伤及精血阴液；第二，小儿风湿多与先天所禀肾气衰微、气血不足有关，故治疗当重养气血、补肝肾、扶助正气以利祛邪；第三，小儿胃肠功能较弱，不宜过用重味碍胃之品，以免壅塞脾胃，运化失常；第四，对一些有毒之虫蚁之剂，虽能搜剔逐邪，活血通络，但对小儿，不宜多用、久用，以免伤阴耗血，并导致其他副作用。

病案 18

宋某，女，43 岁。2004 年 3 月 9 日就诊。

病史：类风湿关节炎 3 年，双手近指、腕、膝、踝关节疼痛，肿胀，晨僵 2 小时，腕关节活动受限，怕风怕冷，四肢不温，乏力倦怠，汗出，纳可，大便溏。查血沉 66mm/h，类风湿因子 264IU/mL，C 反应蛋白 47.8mg/L。查手关节 X 线：骨质疏松，指间关节及腕关节间隙变窄，关节面模糊。

舌脉：舌质胖淡，边有齿痕，苔薄白，脉沉细。

辨证：脾肾阳虚，寒湿闭阻。

治法：温补脾肾，散寒除湿，通络止痛。

处方：附子阳和汤加减。

黑附片 10g　麻黄 10g　　生黄芪 20g　熟地黄 20g

生鹿角 10g　穿山甲 10g　白芥子 10g　炒白芍 20g

片姜黄 10g　川牛膝 20g　巴戟天 20g　骨碎补 10g

补骨脂 10g　全蝎 6g

共服 14 剂，关节疼痛、肿胀明显减轻，此后以上方为基础，随症化裁，治疗 3 个月，患者在阴雨天或劳累后方感关节酸痛，肿胀、晨僵已消失，四肢不温、乏力汗出均缓解。复查血沉 30mm/h，类风湿因子 148IU/mL，C 反应蛋白 1.4mg/L。随访 6 个月，病情平稳，未见复发。

【按】周老师在治疗风湿病过程中，特别重视补肾法。痹证发生的内因主要为气血亏虚、卫外不固以及五脏的虚损。而在五脏虚损中，最常见的是肝肾不足及脾肾两虚，尤以肾虚更为普遍和重要。无论是温补肾阳（包括温补脾肾之阳），还是滋养肾阴（包括滋补肝肾之阴），均广泛应用。常用附子合阳和汤或独活寄生汤加减。

（二）干燥综合征

病案 1

李某，女，67 岁。2010 年 1 月来诊。

病史：7 年前患者出现口干，进干食需水送，牙齿片状脱落。6 年前出现眼干少泪。5 年前出现双手近端指间关节、双腕关节疼痛，怕凉明显，下肢冷痛。曾在外院服用中药多年，初时尚感口眼干症状可缓解，此后服药无效。口干但不欲饮，眼干涩，泪液减少。1 年前出现双手指端遇冷变白变紫，四肢末端发凉。夜间小便次数增多。查血常规白细胞总数 3.2×10^9/L，中性粒细胞百分比 44.15%。血沉 99mm/h。类风湿因子 271IU/mL。ANA 1:320，抗 SSA 抗体（+）。

舌脉：舌淡暗有齿痕，苔白腻水滑，脉沉细。

辨证：脾肾阳虚，水饮内停。

治法：健脾益气，温阳化饮。

处方：黑附片 15g 先煎　　　　茯苓 15g　　　猪苓 30g
　　　　泽泻 10g　　苍术 10g　　白术 10g　　桂枝 10g
　　　　党参 10g　　丹参 15g　　沙参 10g　　当归 10g
　　　　穿山甲 10g　白芥子 6g　　甘草 10g　　生黄芪 15g

用药 2 周，患者复诊，口眼干燥症状减轻，关节疼痛好转。药后精神状态好转，自感有力量。继用上方加减，巩固疗效。1 个月后症状明显减轻，舌淡红苔白，脉沉细。患者不愿再服汤药，改予院内制剂益气生津散长期口服。

【按】干燥综合征一病中医认为属燥痹范畴，医家每多从阴虚来治，往往应用大剂量滋阴清热之品，观患者以往病历多应用沙参、生地黄、麦冬等药物。初时尚能见到一些效果，可是却忽略了燥的另外一方面。患者感到干燥的原因可能为阴虚内燥，但另外还有一种情况需要加以注意。当阳气耗竭，无力蒸腾运化水饮，导致津液不能上承，也可引起干燥的症状，此时往往会出现口干但不欲饮水，同时会伴有阳虚的一些症状。该病人实际上为阳虚，不能温化水饮，寒饮凝滞导致干的症状，另外曾长期应用大量滋阴清热之品，更加伤阳，因此应用真武汤合五苓散加减温化寒饮，取得了非常满意的效果。这提示我们在临床中治疗干燥综合征一病的另一条思路，同时在临床观察中发现，干燥综合征的病人因于脾肾不足的占本病的十之五六。

病案2

侯某，女，45岁。

病史：2年前手指、腕、膝、足趾关节疼痛，肿胀，晨僵1小时，口干，眼干，某三甲医院查ANA 1：320，ENA（-），手X线片（-），血沉71mm/h，类风湿因子（-），AKA（+）。唇活检符合干燥综合征，诊断为类风湿关节炎继发干燥综合征。近2个月症状加重，明显口干，怕冷。

舌脉：舌胖淡有齿痕，苔薄白，脉沉。

处方：生黄芪20g　白术10g　茯苓10g　桂枝10g
黑附片10g　熟地黄20g　白芍20g　炒山药10g
石斛10g　玄参15g　丹参15g　白鲜皮15g
穿山甲10g

服药7剂，患者手指肿痛、口干、气短、怕冷均减轻。舌胖淡有齿痕，苔薄白，脉沉细。

处方： 生黄芪 30g　白术 10g　茯苓 10g　桂枝 10g

黑附片 10g　熟地黄 20g　白芍 20g　炒山药 10g

石斛 10g　玄参 15g　丹参 15g　白鲜皮 15g

穿山甲 10g　柴胡 10g

14 剂。

【按】此病案为类风湿关节炎继发干燥综合征，辨证属脾虚阳气不通，津液不得运转、敷布，故见口干，经络闭阻，故关节疼痛。治宜健脾通阳，益气生津，通络止痛。

周老师自拟健脾益气通阳汤，温阳补气，使气旺津生，津液随阳气敷布、上承，以濡润肌肤清窍。方中以生黄芪、桂枝、黑附片，益气通阳为君药；白术、茯苓、山药，健脾益气为臣药；当归、白芍、玄参，活血理气，生津润燥为佐药，气机调畅，津液通达，得以敷布、濡养全身。白芍、玄参又防桂枝、附片火热伤阴之弊；穿山甲、白芥子，活血化瘀通络。因干燥综合征之病因与遗传、免疫、感染有关，临床表现多种多样，错综复杂，缠绵难愈。久病多瘀，痰瘀致燥，是本病发展的重要原因，故活血化瘀要贯穿始终。实为"瘀去则不渴"，意在其中。

病案 3

朱某，女，50 岁。2010 年 8 月 21 日就诊。

病史： 1 年前无诱因出现口干，进干食需水送，无牙齿片状脱落，无反复腮腺肿大，眼干涩，有磨砂感，泪液减少。曾在眼科诊断"干眼症"，予人工泪液滴眼，每日 3～4 次。此后逐渐出现乏力。5 个月前出现双手指间关节肿痛，肩、肘关节疼痛，在外院诊断"干燥综合征"，予帕夫林 0.6g tid 治疗，症状缓解不明显。现症见：口干、眼干，泪液唾液减少，双肩、肘、膝关节疼痛，双手掌指关节、近端指间关节肿痛，晨僵约1小时，乏力，腰酸，下肢沉重，时有汗出，偶有口腔溃疡，怕风怕凉，无发热，咽痛，食纳少，眠欠安，二便正常。

舌脉：舌红少苔，脉沉细。

辨证：脾虚津亏。

西医诊断：干燥综合征可能性大。

治法：健脾益气，养阴生津。

处方：生黄芪 20g　茯苓 15g　炒白术 10g　生甘草 10g

丹参 15g　沙参 15g　片姜黄 15g　黄精 15g

山萸肉 10g　石斛 10g　熟地黄 20g　防风 10g

荷叶 10g　穿山甲 10g　白芥子 6g

服药 2 个月，口眼干涩减轻，乏力好转，仍感肢体酸困，汗出明显。舌质红，苔花剥，脉沉细。

处方：生黄芪 20g　茯苓 15g　炒白术 10g　生甘草 10g

丹参 15g　沙参 15g　片姜黄 15g　黄精 15g

枸杞子 10g　石斛 10g　巴戟天 15g　熟地黄 20g

防风 10g　凤凰衣 10g　续断 10g　菊花 10g

2 周后再诊，症状减轻，继续调整用药。

【按】周乃玉教授认为"干燥综合征"治疗必须从脏腑入手，只有脏腑功能正常，气血阴阳平衡，经络畅通，才能使机体保持正常免疫功能，减少异常免疫反应给机体带来的损伤。本病脾脏最为关键。本例患者阴亏症状明显，周教授从健脾益气入手，阳气充足，津液化生有源，自会阳生阴长，同时稍用养阴生津之品，达到滋阴润燥的作用。

病案 4

王某，女，51 岁。2012 年 10 月 28 日初诊。

病史：3 年前无明显诱因出现口干、眼干症状，未予重视。2 年前出现左侧腮腺肿大，伴发热，静点抗生素治疗症状可缓解。此后双侧腮腺反复肿大，胀痛，偶有发热。在外院查血常规曾示白细胞总数减低，免疫指标 IgG 增高，ANA 及抗 SSA 抗体（＋），腮腺造影提示双侧腮腺导管扩张，分泌功能减低。症见：口干，进干食需水送，曾有牙齿片状脱落，双侧腮腺肿大，局部皮温增高，眼干涩，乏力，无关节肿痛，无下肢紫癜，食欲可，眠尚安，大便略干，小便正常。

舌脉：舌质红，少苔，脉细数。

辨证：脾虚津亏，燥毒内生。

治法：健脾益气，清热解毒。

处方：生黄芪 15g　茯苓 15g　　生白术 10g　甘草 10g
　　　　丹参 15g　　沙参 15g　　黄精 20g　　石斛 15g
　　　　白花蛇舌草 30g　　　　浙贝母 10g　金银花 15g
　　　　连翘 15g　　全蝎 6g　　天花粉 20g

服药 4 周，患者诉口干有所减轻，近 2 日口腔溃疡，疼痛。舌脉如前。

处方：生黄芪 15g　茯苓 15g　　生白术 10g　甘草 10g
　　　　丹参 15g　　沙参 15g　　黄精 20g　　石斛 15g
　　　　青果 10g　　浙贝母 10g　金银花 15g　连翘 15g
　　　　全蝎 6g　　天花粉 20g　凤凰衣 10g

继服 2 周，口眼干症状减轻，口腔溃疡消退，腮腺肿胀感明显缓解，原方继续加减应用。服药半年后患者来诊，诸症均明显减轻，近半年未再出现明显腮腺肿痛，口干症状明显缓解。

【按】本例患者属于津液不足，燥毒内生。周乃玉教授治疗此类病人时，常常大剂量应用清热解毒药物。周教授治疗风湿病时非常强调辨证准确，用药要狠。"对于寒证应用热药要使之热血沸腾，对于热证应用凉药要使之寒凉刺骨。"本例患者应用健脾益气以生津液，并应用大量清热解毒药物，清热、润燥、解毒生津。疗效显著。

病案5

李某，67岁。2011年7月初诊。

病史： 20余年前始出现对称性多关节肿痛，累及手足小关节，伴晨僵，曾诊断为"类风湿关节炎"，短期应用激素及雷公藤治疗。10年前出现手足关节变形，关节活动受限。此后疼痛不显，未再治疗。5年前出现口干眼干症状，进干食需水送，猖獗性龋齿，无反复腮腺肿大，泪液减少，曾有下肢紫癜。刻下症：口干眼干，多关节变形，偶有关节疼痛，阴雨天加重，怕风怕凉，乏力明显，时有胃脘不适，泛酸烧心，食欲欠佳，眠尚可，大便略溏。

舌脉： 舌紫暗，苔白腻少津，脉沉细。

西医诊断： 类风湿关节炎，干燥综合征。

辨证： 脾肾阳虚，痰瘀互阻。

治法： 健脾益气，温阳散寒，化瘀通络。

处方： 生黄芪20g　茯苓15g　　炒白术10g　甘草10g
丹参15g　　沙参15g　　黄精20g　　石斛15g
熟地黄20g　桂枝10g　　淫羊藿15g　巴戟天15g
水蛭6g　　当归10g　　穿山甲10g　白芥子6g

服药2周，乏力减轻，仍感口干眼干，怕凉好转。舌紫暗苔白腻，脉沉细。

处方：

生黄芪 30g	茯苓 15g	炒白术 10g	甘草 10g
丹参 15g	沙参 15g	黄精 20g	石斛 15g
熟地黄 20g	桂枝 10g	淫羊藿 15g	巴戟天 15g
水蛭 6g	当归 10g	穿山甲 10g	白芥子 6g
肉桂 6g			

再服药 4 周，口眼干燥症状有所减轻，乏力、怕凉明显好转。

【按】老年患者，患病多年，脏腑气血不足，感受外邪，痹阻经脉，日久生痰成瘀，经脉更加瘀阻不通，因而出现关节变形，屈伸不利，舌质紫暗。疾病日久，损及阳气，脾肾阳虚。因此治疗上需健脾益气，温阳散寒。同时需兼顾痰瘀，治以活血、化痰。在本方中有一组对药为周乃玉教授常用：穿山甲配白芥子。穿山甲咸微寒，归肝、胃经。性善走窜，内达脏腑，外通经络，活血祛瘀力强，能通利关节，透达关节，治疗风湿痹痛，常配伍白芥子，既可化痰，又可散瘀，用于痰瘀互阻，经络不通之痹证。

病案6

宗某，女，30 岁。2009 年 8 月 3 日入院。

病史：患者 7 个月前出现口干，进干食需水送，眼干有泪，无牙齿片状脱落，无腮腺炎，无关节肿，无皮疹。2 个月前门诊查血沉 14mm/h，ANA 核颗粒型 1：1000，抗 SSA 抗体（+），抗 SSB 抗体（+），抗 U1 核糖核蛋白抗体（抗 U1-RNP 抗体）（+），IgG 21.3g/L，类风湿因子 358IU/mL。血常规正常。查体：心肺腹（−），各关节无肿胀及压痛，活动可。

舌脉：舌红苔剥脱，脉沉细。

辨证：脾虚津亏。

治法：健脾益气，养阴生津。

处方：麦冬 15g　　沙参 15g　　党参 10g　　五味子 6g

　　　　石菖蒲 10g　竹茹 10g　　天花粉 15g　石斛 10g

　　　　生地黄 10g　炒白术 15g　杏仁 6g　　　茯苓 20g

配合中药双眼湿敷。用药 2 周，口眼干燥症状减轻。继用原方，再用 1 周后出院门诊继治。门诊 2 个月后复诊，干燥症状明显缓解，舌红苔薄白，脉沉。

【按】干燥综合征是以外分泌腺病变为主要表现的结缔组织病。中医属"燥痹"范畴，常常表现为津液亏虚，津亏内燥，治疗上常常一味地养阴。周乃玉老师在治疗干燥综合征时认识到脾气的重要性，脾气亏虚，津不上承，因此在治疗时注意健脾益气，健脾通阳，健脾解毒等，常常可以取得更好疗效。

病案 7

王某，女，41 岁。2009 年 9 月 12 日初诊。

病史：患者 3 年前出现口眼干燥症状，进干食需水送，无牙齿片状脱落，无反复腮腺肿大。在某三甲医院查抗核抗体 1 ：640，抗 SSA 抗体（＋），抗 SSB 抗体（＋），唇腺活检提示灶状淋巴细胞浸润，诊断为干燥综合征。近 1 个月无明显诱因出现反复发热，医院再次建议应用激素治疗，患者对激素顾虑，来我院。现症见：发热，体温 37.5 ～ 38℃，微恶寒，口干，咽干咽痛。

舌脉：舌红苔薄少津，脉细数。

中医诊断：燥痹，发热。

辨证： 素体阴虚，邪犯卫表。

治法： 清热宣透，养阴生津。

处方： 金银花 10g　连翘 15g　　薄荷 10g　　牡丹皮 10g

赤芍 10g　　荆芥穗 10g　牛蒡子 10g　甘草 10g

桔梗 10g　　天花粉 10g　地骨皮 15g　青蒿 10g

鳖甲 10g　　白花蛇舌草 30g　　　　山药 10g

用药 1 周复诊，体温正常，再服 1 周，仍感口干眼干，舌红少苔，脉沉细数。

处方： 党参 10g　　太子参 10g　沙参 10g　　生白术 10g

玉竹 10g　　黄精 10g　　甘草 10g　　生地黄 10g

白芍 15g　　佛手 10g　　郁金 10g　　丹参 10g

调方 1 个月，口眼干燥症状减轻。

【按】干燥综合征属中医燥痹范畴，阴虚内燥为其病机。患者素体阴虚，感受外来邪气，邪犯卫表，因此恶寒发热。"有一分恶寒便有一分表证。"因此治疗上急则治标，以清热宣透之银翘散加减化裁。同时注意阴虚生内热，加用清虚热之药青蒿、鳖甲、地骨皮。药到热退后辨证为阴虚内燥，应用较大量清热养阴药，同时注意培补脾土以使生化有源，加用党参、白术健脾益气。少佐行气药理气疏肝，使药物不致过于滋腻。

病案 8

张某，女，36 岁。2009 年 7 月 10 日初诊。

病史： 患者 2 年前出现明显口干眼干，进干食需水送，右腮腺反复肿大，泪液减少，双手关节疼痛，双手指端遇冷变白变紫，在某医院确诊干燥综合征，曾行血浆置换治疗，现口服强的松 7.5mg qd 及羟氯喹 0.2g bid。2 周前受凉出现发热，体温最高 39℃，院外查血常规正常，应用静点头孢呋辛出现全身紫斑，考虑过敏停药。现仍发热，全身紫色斑点，心烦躁，口渴咽干，眠差。

舌脉：舌红苔剥脱，脉细数。

中医诊断：燥痹，发热。

辨证：外感风寒，入里化热，热灼营阴。

治法：清营透热。

处方：金银花 15g　　连翘 20g　　牛蒡子 5g　　荆芥穗 5g

　　　　竹叶 10g　　　桔梗 10g　　　芦根 10g　　　水牛角 3g

　　　　生知母 10g　　生石膏 10g　　生地黄 10g　　丹参 15g

药后 3 天，体温下降。第 4 日再次出现发热，无恶寒，汗出口渴，气促。舌红苔剥脱，脉滑数。

处方：金银花 15g　　连翘 20g　　牛蒡子 5g　　豆豉 10g

　　　　竹叶 10g　　　桔梗 10g　　　芦根 10g　　　薄荷 10g

　　　　生知母 10g　　生石膏 10g　　青蒿 10g

1 周后再诊，热退，皮疹消退。再予清余热之药。

处方：鳖甲 15g　　　连翘 15g　　　竹叶 10g　　　青蒿 10g

　　　　芦根 10g　　　玄参 10g　　　麦冬 10g　　　石斛 10g

　　　　山药 10g　　　葛根 10g　　　黄芩 5g　　　　黄连 3g

1 个月后再诊，未再发热。

【按】干燥综合征属中医燥痹范畴，阴虚内燥为其病机。患者阴虚之体，感受外邪，日久化热，循经传变，伤及营血，故见发热、皮疹、烦躁，治疗上要清营透热，方药在清营汤基础上加减化裁，药后热退。后体温复升，加用青蒿清虚热，引热外达气分。热退疹消，余热未尽，青蒿鳖甲汤加减清余热。

病案9

王某，女，38岁。2010年3月11日初诊。

病史：患者3年前发现血小板减低，曾在外院行骨髓穿刺检查未见明显异常。在某医院进一步查抗核抗体、唇腺活检明确干燥综合征诊断，曾服用激素治疗。应用激素后血小板可正常，激素停药后病情复发。近半年出现口干，双手关节疼痛，无关节肿胀，无活动受限。查血常规：白细胞总数最低$3.15×10^9$/L，血小板总数$340×10^9$/L。时感乏力，齿龈出血。

舌脉：舌淡红苔白腻，脉沉细。

西医诊断：干燥综合征——血液系统受累。

辨证：脾气不足，血失统摄。

治法：健脾益气统血。

处方：

茯苓15g	白术10g	土茯苓30g	白豆蔻10g
丹参15g	党参10g	沙参15g	紫苏梗10g
焦三仙30g	甘草10g	牡丹皮10g	片姜黄15g
威灵仙10g	首乌藤15g	当归10g	香橼10g

服药1周，自感乏力症状减轻，无明显皮下黏膜出血。查血常规白细胞总数及血小板变化不大。时感腰酸。舌脉如前。

处方：

茯苓15g	白术10g	土茯苓30g	白豆蔻10g
丹参15g	续断10g	狗脊10g	紫苏梗10g
焦三仙30g	甘草10g	牡丹皮10g	片姜黄15g
威灵仙10g	首乌藤15g	当归10g	香橼10g
沙参10g			

2周后复诊，症状不明显，血常规白细胞总数正常，血小板在（500～600）$×10^9$/L。继服中药。

【按】干燥综合征是以外分泌腺病变为主要表现的结缔组

织病。中医属"燥痹"范畴，常常表现为津液亏虚、津亏内燥，治疗上常一味地养阴，效果并不理想。在跟随老师抄方学习过程中发现干燥综合征真正属阴虚内燥的并不占多数，而一半以上的患者是由于气虚、阳虚造成，当脾气亏虚，津液不能上承或阳气亏虚，津液为寒所凝滞，同样表现为干燥的症状，因此采用益气、温阳等办法往往效果较好。况且本病人在干燥的同时伴乏力、出血的症状，为脾气不足，不能统摄造成，因此应用健脾益气的组方取得较好的效果。

（三）痛风

病案1

杨某，男，56岁。2009年8月17日入院。

病史：患者2天前进食海鲜后突然出现右足第一跖趾关节红肿热痛，24小时达高峰，局部皮温增高，未治疗。次日出现左足第一跖趾关节肿痛。伴发热，体温39℃，口干口苦，小便黄，大便干。平素嗜食辛辣、海鲜。舌红苔黄腻，脉弦滑。血常规：白细胞总数 $12.34×10^9/L$，中性粒细胞百分比84.2%。血尿酸 $502\mu mol/L$，血沉、C反应蛋白增高，类风湿因子（−）。双足X线片未见异常。

辨证：湿热痹阻。

治法：清热除湿，通络止痛。

处方：蒲公英15g　地丁15g　　秦艽10g　　秦皮10g
　　　　熟大黄6g　　丹参30g　　生薏苡仁15g　白芍20g
　　　　土茯苓30g　甘草10g　　黄连3g　　　厚朴10g

服药后大便偏稀，日2～3次,2天后肿痛缓解，服药1周，症状消失。舌红苔黄腻，脉沉细。继以清热泄浊，四妙丸加减。

处方：苍术 10g 黄柏 10g 生薏苡仁 30g 怀牛膝 10g
白芍 20g 生甘草 10g 丹参 30g 沙参 10g
土茯苓 30g 片姜黄 10g 白花蛇舌草 15g
虎杖 15g

【按】痛风一病古称"白虎历节"，往往急性起病，关节局部红肿热痛，痛如刀割。本病治疗中无论分期，清热除湿一直贯彻治疗始终。急性期应用大剂量清热解毒之品，如蒲公英、地丁、秦皮、秦艽、土茯苓、生甘草。熟大黄泻下通便，使邪从大便而解，同时有活血止痛之效；厚朴行气消满止痛，助大黄泻下。缓解期以清利下焦湿热为主，方用四妙丸加减。

病案 2

李某，男，25 岁。2008 年 11 月 20 日初诊。

病史：1 天前进食高嘌呤饮食后，出现右足第一跖趾关节红肿热痛，夜间痛剧，行走困难。自服芬必得 0.3g bid，疼痛无缓解，伴低热。口干口苦，食欲可，夜眠差，小便黄，大便略干。

舌脉：舌尖红，苔黄厚腻，脉弦滑。

辨证：浊毒内蕴。

治法：清热除湿，通络止痛。

处方：黄柏 10g 苍术 10g 怀牛膝 10g 蒲公英 15g
地丁 15g 秦皮 10g 秦艽 10g 生大黄 10g
白花蛇舌草 30g 虎杖 15g 土茯苓 30g
甘草 10g

1 周后复诊，关节肿痛消失。

【按】此类病人常为肥胖之人，痰湿之体，又嗜食辛辣肥甘之品，再酿湿热，湿热浊毒下注足跗，而发本病。治疗上要急则治标，清热除湿，泄热解毒，故选用四妙丸清热除湿，加用蒲公英、地丁、秦艽、秦皮、白花蛇舌草、虎杖、土茯苓清热除湿解毒，生大黄泻下，通大便给邪以出路，同时兼有活血之功。

病案3

刘某，男，30岁。初诊2004年4月12日。

病史：间断关节痛2年，加重2天。近2年反复发作足趾、踝关节红肿灼热疼痛，多次查血尿酸＞500μmol/L。诊断为"痛风"，发作时每每服用秋水仙碱。2天前饮酒食肉，夜间突发右足第1跖趾关节红肿灼热，痛不可触，不能行走。发热，体温37.7℃，口苦腹胀，大便干。查血尿酸489μmol/L。

舌脉：舌质红，苔黄厚，脉滑数。

辨证：湿热蕴毒，瘀浊凝滞，闭阻关节。

治法：泄热解毒，利湿消肿，化瘀通络。

处方：调胃承气汤加减。

酒大黄 10g 后下	芒硝 10g	苍术 10g
黄柏 10g　地丁 15g	蒲公英 15	甘草 10g
金银藤 30g　草薢 20g	虎杖 20g	秦皮 15g
白花蛇舌草 30g	全蝎 6g	

1周后复诊，足趾关节疼痛、肿胀明显减轻，体温正常，大便日2次。舌质红，苔薄黄，脉弦。原方去芒硝，加秦艽10g，路路通10g。共服14剂，患者关节疼痛、肿胀消失。此后以利湿泄浊、化瘀通络法随症加减，治疗3个月，患者无关节炎发作，复查血尿酸370μmol/L。随访2年，病情稳定，始

终未复发。

【按】痛风急性发作，关节痛如虎咬之状，入夜痛甚，多为赤肿灼热，足跗肿甚。因此治疗宜迅速截断病势，缓解疼痛。壮年男性，发病急骤，关节红肿热痛，口苦腹胀，便干，再观舌脉，一派湿浊化热蕴毒之象。以调胃承气汤之大黄、芒硝清热泄浊，以苍术、黄柏、金银藤、虎杖、萆薢、地丁、蒲公英等清热解毒，利湿消肿，以全蝎通络止痛。紧扣病机，辨证准确，用药得当，故迅速消肿止痛，疗效明显。

承气汤出自《伤寒论》，有泄下热结、承顺胃气下行的作用。其中大承气汤攻下之力峻猛，主治痞、满、燥、实之阳明热结重证；小承气汤攻下之力较轻，主治痞、满、实之阳明热结轻证；调胃承气汤泻下之力较上两方缓和，主治阳明燥热内结而无痞满之证。在治疗风湿病过程中也会用到承气汤，包括痛风、反应性关节炎等。"痹"者，闭也，而承气汤能够荡涤肠胃，推陈致新，使阻塞畅通，又能解毒泄浊而消肿止痛，达到"痛而通之"的作用。

病案4

金某，男，60岁。

病史： 间断发作痛风性关节炎15年，双手指、足趾关节痛风石形成4年，关节严重变形，活动受限。现关节隐隐作痛，僵硬，屈伸不利。

舌脉： 舌暗红，苔薄黄腻，脉细滑。

辨证： 痰瘀互结，湿浊阻络。

治法： 化痰逐瘀，祛湿泄浊。

处方： 甘草10g　　金银藤30g　秦皮15g　　秦艽10g

萆薢 20g	白花蛇舌草 30g		苍术 10g
黄柏 10g	山慈菇 20g	穿山甲 10g	白芥子 6g
茯苓 20g	炒皂角刺 15g		酒大黄 10g
当归 10g			

【按】该病案为慢性痛风性关节炎，病势较缓，却迁延难愈；疼痛不重，但关节变形、活动障碍明显。观其舌脉，证属痰瘀互结，湿毒内蕴，胶着骨骱，流注关节，经络闭阻，气血凝聚。以穿山甲、白芥子、皂角刺、山慈菇、当归活血逐瘀，化痰通络，消肿散结；酒大黄清热，泄浊，活血；苍术、黄柏、萆薢、秦皮、秦艽，清热祛湿；白花蛇舌草解毒清热。合方共奏化痰逐瘀、清热解毒、祛湿泄浊之功。

病案 5

刘某，男，50 岁。2005 年 1 月 28 日初诊。

病史：痛风 3 年，近 3 个月来每半月发作 1 次。现关节疼痛基本消失，偶有右足外侧疼痛，大便日 1 行。

舌脉：舌苔薄黄，脉弦细。

辨证：痰湿阻滞，经络闭阻。

治法：行气通络，化痰泄浊。

处方：柴胡 10g	半夏 10g	黄芩 10g	甘草 10g
秦艽 10g	秦皮 20g	酒大黄 6g	黄柏 10g
萆薢 20g	泽泻 20g	虎杖 20g	

【按】此为间歇期痛风病案。痛风急性发作刚刚缓解，又出现轻微的关节症状，此时若不及时加以控制，则会导致痛风再次急性反复发作，最终出现关节变形，骨质破坏。间歇期痛风病机多为痰湿浊毒，阻滞经脉，治疗应予以化痰利湿，散结

通络，佐以解毒。周乃玉教授临床常以小柴胡汤加减，用于间歇期痛风的治疗，对于减少痛风发作取得了良好效果。此时患者急性期刚过，症状常见关节隐隐作痛，或劳累后频繁发作。舌淡苔薄白或薄黄，脉弦细。治疗时以小柴胡汤去人参、生姜、大枣为基本方，以柴胡行气通络，推陈致新，半夏化痰泄浊，散结通络，黄芩清肺胃肠热，甘草甘缓，和胃止痛，并佐以清热解毒之品。

病案6

李某，男，54 岁。2004 年 6 月 22 日初诊。

病史：1 年前体检发现高尿酸血症，3 个月前行胆囊摘除术后，突发右第一跖趾关节红肿热痛，诊断为痛风，服秋水仙碱后减轻。5 天前吃火锅后右踝关节再次肿痛，不能行走，纳可，二便调。查尿酸 579μmol/L。

舌脉：舌质暗红，苔黄厚腻。脉沉弦。

辨证：湿热内蕴，脉络闭阻。

治法：清热利湿，消肿止痛。

处方：
苍术 10g	黄柏 10g	地丁 15g	蒲公英 15g
甘草 10g	土茯苓 15g	萆薢 15g	路路通 10g
穿山甲 10g	白芥子 5g	车前子 10g	秦皮 15g

服药 7 天后二诊，踝关节肿痛明显缓解。诉平日腰膝酸软，足跟隐隐作痛。舌质暗红，苔薄黄。脉沉弦。

处方：上方加牛膝 20g，木瓜 15g，继服 14 剂。

1 个月后三诊，关节无肿痛。腰膝酸软减轻，但过劳或遇寒仍感足跟痛。夜尿频，大便调。舌质暗红，苔薄黄。脉沉弦。

处方：
苍术 10g	黄柏 10g	牛膝 20g	木瓜 15g

　　甘草 10g　　　路路通 10g　　桑寄生 30g　　川续断 15g

　　车前子 10g　　秦皮 15g　　　菟丝子 10g　　熟地黄 20g

　　服此方 2 个月后四诊，诸症消失。复查尿酸 460μmol/L。

　　【按】急性痛风病机为湿热内蕴，化毒化浊，气血瘀阻。湿热浊毒瘀阻关节，导致关节红肿热痛，稍动则其痛非常，舌苔厚腻等症状。治疗时多以清利湿热为主，泄浊化瘀，佐以解毒通络。周乃玉教授常用二妙散加味治疗急性期痛风，取得了很好效果。二妙散出自《丹溪心法·痛风六十三》，用于"筋骨疼痛因湿热者"，治疗由于湿热走注导致的足膝灼热、红肿疼痛，带下黄浊，小便短黄，舌苔黄腻等。方中黄柏苦寒，善走下焦，寒以清热，苦以燥湿；苍术苦温，善能燥湿。二药合用，清热燥湿之力尤强。初诊湿热浊毒壅盛，急则治其标，以二妙散清热祛湿，辅以地丁、蒲公英、土茯苓、萆薢及秦皮，清热解毒，祛湿化浊。佐以化瘀通络，消肿止痛。二诊时湿热已减，观其平素腰膝酸软，足跟隐痛，为肾气不足之象，加牛膝、木瓜，攻补兼施，补肾强筋骨。三诊时邪气已退，缓则治其本，再加桑寄生、川续断、菟丝子及熟地黄，补肾调节脏腑功能，预防复发。同时继用二妙散，防湿热之邪死灰复燃。至四诊之时，诸症消失，病情稳定，复查尿酸明显下降。

　　病案 7

　　张某，男，62 岁。2005 年 3 月 15 日初诊。

　　病史：痛风病史 15 年，近 3 年手足关节变形，多发痛风石形成，肘关节及耳郭亦可触及痛风石。手足、踝及膝关节疼痛僵硬，屈伸不利，步履艰难。反复发作，日久不愈。腰膝酸软，形寒喜暖，面浮肢肿，小便频数。既往患高血压病 30 年，糖尿病 18 年。化验检查：血沉 31mm/h，C 反应蛋白 16.8mg/dL，血尿酸 538μmol/L，血肌酐 144μmol/L，血糖 8.7mmol/L。

舌脉：舌质淡暗，舌苔白滑，脉沉细无力。

辨证：肾阳不足，痰瘀阻络。

治法：温补肾阳，化痰祛瘀，通络止痛。

处方：右归丸加减。

附子 10g	肉桂 10g	菟丝子 10	熟地黄 15g
鹿角胶 10g	山药 10g	山萸肉 10g	当归 10g
杜仲 15g	牛膝 20g	甘草 10g	泽兰 15g
白芍 15g	白芥子 6g	穿山甲 6g	

【按】患者年逾六旬，身患多种疾病，迁延不愈，后期伤及脏腑。肾元受损，气化失司，水湿内停，外溢肌肤，故面浮肢肿。肾阳不足，不能温煦，故形寒喜暖。肾虚骨髓失养，故腰膝酸软。久病血脉瘀阻，湿聚成痰，痰瘀互结，闭阻经络，则见关节肿大变形，痛风结节。虽然痛风病机以湿热蕴结为主，病性多属实或虚实夹杂，临床也有属虚、属寒者，特别是老年、久病及痛风晚期患者。此时正气亏虚，气血耗伤，脏腑功能失调，表现为脾肾气虚（阳虚），或肝肾不足。同时可伴有水湿、痰浊、瘀血等病理产物，闭阻关节经络。治疗以扶正为主，温补脾肾或补益肝肾，益气养血，兼治湿浊与痰瘀。周乃玉教授常用的处方有右归丸、金匮肾气丸、独活寄生汤等，临床取得很好疗效。

（四）骨关节炎

病案 1

李某，男，62 岁。2015 年 4 月 11 日初诊。

病史：双膝关节疼痛 2 年，近 3 个月加重，蹲起受限，关节肿胀发僵。腰痛，肩痛，活动受限，纳可，二便正常。曾查膝 X 线片示膝关节退行性变、关节间隙变窄。腰椎 X 线片：腰骨关节病。血沉 30mm/h，类风湿因子（−）。既往高血压史 16 年，气管炎 10 年。

舌脉：舌淡红，苔薄白，脉沉细。

辨证：脾肾两虚，经络闭阻。

治法：补益脾肾，通络止痛。

处方：附子合阳和汤加减。

黑附片 10g	麻黄 6g	熟地黄 20g	桂枝 10g
白芍 20g	甘草 10g	鹿角片 10g	生黄芪 20g
当归 10g	丹参 20g	穿山甲 6g	白芥子 6g

服上方 7 剂，关节疼痛减轻，手指肿胀，踝、腘窝、肩关节疼痛，胃纳可，大便调。舌淡红，苔薄白，脉沉细。

处方：

黑附片 10g	麻黄 6g	熟地黄 20g	桂枝 10g
白芍 20g	甘草 10g	鹿角片 10g	生黄芪 20g
当归 10g	丹参 20g	穿山甲 6g	白芥子 6g
全蝎 6g			

再服 7 剂，手指肿减轻，仍发僵，左肩抬举受限，膝、踝、足跟痛，大便畅。舌淡红，苔薄白，脉沉弦。

处方：

黑附片 10g	麻黄 6g	熟地黄 20g	桂枝 10g
白芍 20g	甘草 10g	鹿角片 10g	生黄芪 20g
当归 10g	骨碎补 10g	穿山甲 10g	白芥子 6g
全蝎 6g	牛膝 20g		

【按】骨性关节炎为老年常见病，治疗方法常有滋补肝肾、温补脾肾、益气养血、散寒除湿、化痰活血通络等。周老师重

视内因，重视肝脾肾，强调化痰逐瘀。该患者年逾六旬，脾肾两虚，外受风寒，痹阻经络，气血运行不畅，不通则痛。治疗予以温补脾肾，祛风除湿，通络止痛。以附子阳和汤为主方加减化裁。

阳和汤首载于《外科全生集》，本意用于治疗阴疽之阴寒证，其病机是由于营血本虚，寒凝痰滞，痹阻于肌肉、筋骨、血脉、关节而成疽。周老师认为此与部分关节炎性疾病（包括类风湿关节炎、骨关节炎等）的病因病机十分类似。《黄帝内经》云："邪之所凑，其气必虚。"临床关节炎患者或因劳累，或因经产后，或因年迈导致机体本身营血不足、卫外不固，此时外邪最易入侵，如逢有"风寒湿三邪杂至，合而为痹"为其必然。寒湿凝滞，阳气不足，运化无力，日久成痰，痹结于筋骨、关节，不通则痛，致使关节出现活动不利、疼痛拘挛，甚至肿大变形。此时非温阳补血不能散其寒、除其痹。阳和汤一方恰恰起到了这一作用。值得提出的是，周老师临床时常加以附子，或以附子代肉桂，因附子通行十二经脉，且走而不守，温通散寒之力更胜于肉桂，用于寒湿痹证，效果更佳；熟地黄、鹿角胶补血填精，使营血得充；麻黄辛温散寒，并开腠理，使邪有所出（路）；白芥子与其他化痰药不同之处在于，其能祛除皮里膜外之痰，而此处正是风寒湿痹证之痰浊停留之所，为化痰散结之首选；生甘草解毒，调和诸药。诸药合用，既能温补营血不足，又能温散阴凝寒痰，使阴破阳回，寒消痰化。再付之以加减变化，用于治疗类风湿关节炎，每有收效。周老师运用附子阳和汤治疗炎症性关节炎，可称为中医异病同治的又一实例。

病案2

李某，女，50岁。2003年12月19日初诊。

病史：腰痛1年。伴右髋关节痛，久立时加重，怕风怕冷。查X线片：腰椎间盘膨出，椎间隙变窄。

舌脉：舌淡苔白，脉沉细。

辨证：脾肾阳虚，外感风寒湿邪，经脉痹阻。

治法：祛风散寒，除湿通络，补益脾肾。

处方：

黑附片20g	白芍30g	甘草10g	麻黄6g
细辛3g	蜈蚣3g	穿山甲10g	白芥子6g
杜仲10g	续断10g	补骨脂10g	葛根15g
熟地黄20g	生黄芪15g		

2003年12月26日：右髋关节疼痛明显减轻，大便不爽。舌淡苔白腻，脉沉细。上方去续断，加狗脊15g，茯苓20g。

【按】老年女性患者，脾肾阳虚，加之外感风寒湿邪，经脉痹阻。治疗上以附子阳和汤加减祛风散寒，除湿通络，补益脾肾。

病案3

李某，女，60岁。

病史：腰痛间作2年余，加重1周。偶尔伴有足跟痛、右髋及右下肢窜痛，阴雨天加重。X线片示腰椎退行性改变。

舌脉：舌淡红，苔白，脉沉细。

辨证：肝肾不足，寒湿痹阻。

治法：补益肝肾，散寒除湿，通络止痛。

处方：独活寄生汤加减。

独活10g	桑寄生30g	川牛膝15g	熟地黄20g

白芍 10g　　穿山甲 10g　　当归 10g　　杜仲 15g

生黄芪 30g　防己 10g　　防风 10g　　全蝎 6g

服药 1 周，疼痛明显缓解，上方去全蝎，加生甘草 10g。

【按】老年女性患者，气血自半，容易感受寒湿外邪，因此阴雨天加重。中医辨证属寒湿痹阻。肝肾不足，治疗立法予以散寒除湿，补益肝肾，通络止痛。予独活寄生汤加减治疗之后效果较好。独活寄生汤出自孙思邈《备急千金要方》，用于治疗肝肾亏虚导致的腰腿疼痛，具有祛风除湿、散寒止痛、补益肝肾的作用。《素问·调逆论》中说："痹在骨则重，在于脉则血凝而不流，在于筋则屈而不伸，在于肉则不仁。"又说："营血虚则不仁，卫气虚则不用，荣卫俱虚，则不仁且不用。"因此其治疗腰腿疼痛之外，对于兼见关节麻木不仁、屈伸不利者十分有效，该方自出现至今，广为风湿界所用，临床屡有疗效。周乃玉教授临床常将此方化裁使用，常用独活、桑寄生、牛膝、防风、熟地黄、白芍、当归等，配伍炒白芥子、穿山甲等通络止痛，用于治疗中老年腰膝疼痛，效果较好。

病案 4

高某，男，46 岁。河南郑州人。2003 年 9 月 29 日初诊。

病史：左膝关节疼痛 2 年，加重 1 年，不肿，蹲起时受限，上楼明显。查 X 线片：左膝诸骨骨质增生，髁间嵴变尖，间隙略窄。

舌脉：舌淡红苔白，脉沉细。

辨证：肝肾不足，寒湿痹阻。

治法：补益肝肾，散寒除湿，通络止痛。

处方：独活寄生汤加减。

独活 10g	桑寄生 30g	穿山甲 10g	白芥子 10g
生地黄 10g	熟地黄 10g	肉桂 10g	黄柏 10g
牛膝 15g	补骨脂 10g	炒白芍 20g	木瓜 10g
全蝎 6g	生黄芪 20g	甘草 10g	

2003 年 12 月 29 日复诊：患者诉药后 1 周之后症状减轻，下蹲、上楼明显好转，不怕冷，大便调。舌淡苔薄白，脉沉细。上方去生地黄，增熟地黄为 15g，加香附 10g。

【按】中年男性患者，平素体胖，日久导致下肢关节受损，负重活动加重。中医辨证属肝肾不足，寒湿痹阻。治疗立法予以补益肝肾，散寒除湿，通络止痛。予独活寄生汤加减治疗之后效果较好。平素体虚湿盛，故加土炒白芍、补骨脂。

病案 5

卢某，女，54 岁。2004 年 7 月 2 日初诊。

病史： 双下肢怕凉 3 年，疼痛。X 线片示双膝骨质增生。症见左上肢怕凉，心烦纳差，情绪波动时上述症状加重。

舌脉： 舌淡苔薄，脉弦细。

辨证： 肝郁脾虚，寒湿痹阻。

治法： 疏肝健脾，散寒除湿，通络止痛。

处方： 柴胡半夏龙骨牡蛎汤加减。

柴胡 10g	法半夏 10g	生龙骨 30g	生牡蛎 30g
生黄芪 15g	当归 10g	桂枝 10g	白芍 20g
甘草 10g	穿山甲 10g	白芥子 6g	骨碎补 10g
木瓜 10g	丹参 15g	紫苏梗 10g	

2004 年 7 月 9 日二诊：药后身体发凉减轻，心烦减轻。现左膝痛，自觉右膝筋短，舌淡苔薄，脉弦细。上方去白芥子，

加伸筋草 30g，全蝎 6g。

【按】中老年女性患者，处于更年期，肝气失于调达，木郁乘脾，脾失健运，四肢失养作痛。中医辨证属脾虚肝郁，寒湿痹阻。治疗立法予以健脾疏肝，散寒除湿，通络止痛。予以柴胡半夏龙骨牡蛎汤加减治疗后取效。

柴胡加龙骨牡蛎汤出自《伤寒论》："伤寒八九日，下之，胸满烦惊，小便不利，谵语，一身尽重，不可转侧者，柴胡加龙骨牡蛎汤主之。"用于治疗伤寒误下，损伤正气，邪陷少阳，邪气弥漫，烦惊谵语之表里俱病，虚实互见之证，能够和解少阳，镇惊收敛，攻补兼施。周乃玉教授临床经由此方加减而成"柴胡半夏龙骨牡蛎汤"，用于治疗骨关节炎中，患者见有心烦纳差，膝软乏力，怕冷，舌淡苔薄，脉弦细者效果十分突出。周乃玉教授认为，中年女性更年期前后常因肝气郁滞进而木郁克土，脾脏阳气不足，出现心烦纳差，怕冷乏力，舌淡苔薄，而骨关节炎多见膝关节炎，膝为筋之府，"肝主筋"，肝血亏虚，血不养筋，因见膝软，脉弦细。方中柴胡主功不在解表、在疏肝，《雷公炮制药性解》言柴胡能够"疏通肝木，推陈致新"；半夏和胃，除湿散结；龙骨牡蛎并入肾经，在此不为重镇收敛，意在补肾壮骨，现代药理学研究发现，其中含有大量碳酸钙，对老年骨质疏松有较好疗效。又因人过半百，气血渐虚，周乃玉教授临床有时会与当归补血汤合用，加强补气养血的作用。以柴胡龙骨牡蛎汤加减治疗风湿病，可谓周乃玉教授匠心独到之处。此方经周乃玉教授加减之后，具有疏肝解郁，平肝潜阳，健脾理气的作用，使枢机畅达，升降正常，气血调和，濡养四肢百骸、经络脏腑之意。除骨关节炎之外，周乃玉教授也常用此方治疗类风湿关节炎、产后风湿症、痛风等其他风湿病，临床均获得良好疗效。

病案6

张某，女，74岁，北京市人。2003年10月22日初诊。

病史：双手远端指间关节肿大变形，膝关节痛，夜间灼痛不能安睡。

舌脉：舌淡苔薄，脉弦细。

辨证：肝郁脾虚，寒湿痹阻。

治法：疏肝健脾，散寒除湿，通络止痛。

处方：柴胡半夏龙骨牡蛎汤加减。

柴胡10g	半夏10g	生龙骨30g	生牡蛎30g
甘草10g	桂枝10g	白芍20g	穿山甲10g
白芥子6g	石斛10g	枸杞子10g	山萸肉10g
全蝎6g	片姜黄15g		

2003年10月31日：诸症减轻。时感乏力，大便不成形。舌脉同前。上方加生黄芪10g。

2003年11月7日：诸症轻，痛减，现双腕如刀刮、针刺样疼痛，拘紧，手指远端关节大。上方加木瓜15g。

2003年11月14日：双手指、膝关节疼痛减轻，夜间灼痛减轻，关节痛阴天加重。脉弦细。

处方：

柴胡10g	半夏10g	生龙骨30g	生牡蛎30g
生黄芪15g	丹参15g	桂枝10g	白芍30g
甘草10g	穿山甲10g	白芥子6g	全蝎6g
木瓜10g	石斛10g	山萸肉10g	

半年后来院偶遇，诉上方10剂后，症状基本消失。

【按】老年女性患者，长期情绪不调，肝气郁滞，步入老年，后天之本脾胃亏虚，脾失健运，筋脉失养，关节作痛。中医辨证属肝郁脾虚，寒湿痹阻。治疗立法予以疏肝健脾，散寒除湿，通络止痛。予柴胡半夏龙骨牡蛎汤加减治疗后，有所改善。

病案7

白某，女，76岁。2009年7月10日入院。

病史：患者26年前无诱因出现双踝关节肿痛，晨僵半小时，就诊于某三甲医院，查血沉升高，双踝X线片示骨质破坏，予芬必得及中成药治疗，略缓解。后每于受凉后及劳累后出现踝关节肿痛。8年前曾右膝关节腔注射治疗。5年前出现双踝关节肿痛，晨僵，半年前出现右手第3近端指间关节肿痛，腰骶部疼痛，无口眼干，关节怕凉，下肢发沉。既往：高血压病史。查体：双手关节骨性肥大，双膝骨摩擦感。辅助检查：血沉57mm/h，C反应蛋白、类风湿因子均正常。抗CCP抗体（–）。抗核抗体（–）。

舌脉：舌淡红，苔黄腻，脉沉细。

辨证：肝肾亏虚，气血不足，筋骨失养。

治法：补益肝肾，益气养血，强筋壮骨。

处方：

桑寄生30g	骨碎补15g	秦艽10g	防风10g
肉桂5g	细辛3g	川芎10g	当归10g
茯苓15g	党参10g	怀牛膝15g	穿山龙30g
白鲜皮15g	木瓜15g	甘草10g	

配合中医综合理疗。

2周后症状有所减轻，舌脉同前，继续前方加减，3周后出院。

【按】患者老年女性，年轻时过劳，伤及肾气，又年近耄耋，肝肾亏虚，气血亏耗，筋脉失养。独活寄生汤补益肝肾，强筋壮骨，治疗老年骨性关节炎疗效甚佳。本方见于《千金要方》，具有祛风湿、止痹痛、益肝肾、补气血之功。方用秦艽、防风祛风湿止痹痛，加细辛发散阴经风寒，搜剔筋骨风湿，善治疼痛；牛膝、桑寄生补益肝肾兼祛风湿；当归养血和血，党参、茯苓、甘草补益正气；川芎、肉桂温通经脉，并助祛风。

病案8

王某，女，35岁。2010年3月15日初诊。

病史：患者5年前产后受凉，出现双手发麻，怕凉明显。后出现下腰背痛，劳累后明显，休息好转，夜间翻身不受限。双膝双踝关节疼痛，乏力，活动后气短，困倦嗜睡。食纳尚可，眠尚安，二便正常。在某三甲医院查腰椎X线片提示腰椎间盘膨出，骶髂关节CT未见异常。

舌脉：舌淡边有齿痕，苔白，脉沉细。

辨证：脾肾不足，寒湿闭阻。

治法：温阳散寒，通络止痛。

处方：黑附片15g 先煎　　　熟地黄20g　白芍20g

甘草10g　　生黄芪15g　炒白术10g　续断10g

桑寄生30g　葛根10g　　防风10g　　防己10g

全蝎6g　　　蜈蚣2条　　白花蛇舌草30g

蒲公英15g　片姜黄15g

1周后复诊，仍有劳累后腰背部疼痛，怕凉仍明显。方药加大剂量。

处方：黑附片20g 先煎　　　熟地黄20g　白芍20g

甘草 10g	生黄芪 20g	炒白术 10g	续断 10g
狗脊 10g	丹参 15g	防风 10g	防己 10g
全蝎 6g	蜈蚣 2 条	白花蛇舌草 30g	
红花 10g			

1 周后三诊，诸症均减，继续治疗。

【按】痹证非一时所得，一般病程较长，治疗上也非朝夕之功，往往是风寒湿三邪相兼为病，特别是疼痛一症，非附子重用不能除。附子大辛大热，有大毒，故一定嘱患者先煎 40 分钟去其毒性，同时佐熟地黄、芍药、甘草同样可减毒增效。痹证病人常有脏腑不足，导致外邪乘虚入侵，可以涉及心肺肝脾肾多脏，但往往肝脾肾虚损居多，因此治疗上多应用健脾益气、温肾壮阳、补益肝肾等方药。本病人症状表现为脾肾不足，因此应用生黄芪、白术、续断、桑寄生、狗脊等品。同时久病入络，必有瘀滞，使用全蝎、蜈蚣等搜风剔络，祛除瘀血。二诊症状减轻，但病重药轻，加大药量，症状减轻。

（五）强直性脊柱炎

病案1

魏某，男，50 岁。2008 年 11 月 2 日初诊。

病史：20 年前出现下腰背疼痛，伴晨僵，活动约半小时可缓解，夜间翻身困难。自服解热镇痛药疼痛可缓解。此后下腰痛时轻时重，阴雨天症状明显。5 年前出现脊柱强直，弯腰受限。1 年前右踝关节肿痛，偶有双髋关节交替疼痛，双足跟疼痛，在外院查 HLA-B27（+），骶髂关节 CT 示"双侧骶髂关节面模糊、融合，关节间隙狭窄"，腰椎正侧位示"韧带钙化，部分成竹节样变"，予乐松 60mg tid 及柳氮磺吡啶 1.0g bid 治疗，症状缓解不明显，遂来我院门诊就诊。

舌脉：舌暗红，苔黄腻，脉滑。

辨证：肾虚督瘀，湿热痹阻。

治法：益肾通督，佐以清热除湿。

处方：

白花蛇舌草 30g	土茯苓 15g	白豆蔻 10g
苍术 10g　黄柏 10g	川牛膝 15g	熟地黄 20g
续断 15g　骨碎补 15g	白芍 15g	生甘草 10g
狗脊 10g　葛根 10g	防风 10g	防己 10g

用药 1 个月，踝关节肿痛减轻，腰背部僵痛有所好转。偶有双膝、双髋关节交替疼痛，怕风怕凉。舌暗红苔白，脉沉细。

处方：

骨碎补 15g	熟地黄 20g	甘草 10g	续断 15g
川芎 10g	狗脊 10g	水蛭 10g	威灵仙 10g
防己 10g	防风 10g	生黄芪 15g	丹参 15g
白花蛇舌草 30g	伸筋草 15g		

用药 2 个月后，诸症明显减轻。继用益肾强督中药治疗。

【按】强直性脊柱炎在中医属痹证范畴，古人称之为"龟背风""竹节风""骨痹"等，现代医家焦树德将之称为"大偻"。该病病因常为先天禀赋不足或后天失于调摄，导致肝肾亏虚、督脉失养，风寒湿邪趁机侵袭而致，根本病机为肾虚督亏、肾虚督瘀。本病人青年发病，先天禀赋不足，肾虚督脉失养，湿热之邪侵袭，痹阻督脉，使得督脉不通，因此治疗上选用大剂量清热解毒除湿药祛除督脉之邪，并配合益肾强督之品以治其本。待湿热之邪已去，加骨碎补、熟地黄、续断、狗脊等补肾；生黄芪健脾，以生气血生化之源，以后天养先天，并加用血肉有情之品水蛭加强通督脉之力量。

病案 2

张某，男，27 岁。

病史：患者 12 年前出现下腰痛，劳累后加重，休息后不缓解，夜间痛甚，晨僵大于 1 小时，活动后可减轻，未系统诊治，逐渐出现腰背活动受限，当地医院查骶髂 CT 示"双骶髂关节融合"，胸椎、腰椎 X 线片提示"胸、腰椎呈竹节样改变"，诊断为强直性脊柱炎，近 3 年服用柳氮磺吡啶 1g bid 治疗，略有改善，近 3 个月症状加重。症见：腰背疼痛、发僵，夜间重，翻身受限，髋、膝关节疼痛，足跟痛，怕冷乏力，大便稀溏。

舌脉：舌质淡，苔薄白，脉沉细。

辨证：脾肾不足，督脉瘀滞。

治法：健脾补肾，强筋壮骨，通督止痛。

处方：独活 10g　桑寄生 30g　熟地黄 20g　生杜仲 10g

骨碎补 15g　白芍 15g　生黄芪 20g　葛根 15g

蜈蚣 3 条　补骨脂 10g　白芥子 10g　穿山甲 10g

当归 10g

服用 7 剂后，患者腰背疼痛及髋、膝关节疼痛减轻，仍感怕冷乏力，大便溏，日 2～4 次。舌质淡，苔薄白，脉沉细。

处方：桑寄生 30g　熟地黄 20g　生杜仲 10g　鹿角 10g

骨碎补 15g　白芍 15g　生黄芪 20g　淫羊藿 15g

仙茅 10g　蜈蚣 3 条　补骨脂 10g　葛根 15g

白芥子 10g　穿山甲 10g　当归 10g

用药 1 个月后，诸症明显减轻。

【按】患者幼年发病，根据临床症状及舌脉，辨证当属脾肾不足，督脉瘀滞。治法健脾补肾，强筋壮骨，通督止痛。以桑寄生、熟地黄、生杜仲、生黄芪、骨碎补、补骨脂等补益脾

肾，穿山甲、白芥子、蜈蚣、当归等通络止痛。二诊更加淫羊
藿、仙茅、鹿角。一方面补肾温阳，益肾填精，周乃玉教授在
治疗各类风湿病时，重视脾肾的作用，强调健脾补肾。脾肾为
人先后天之根本，因脾肾虚而易感受外邪；因脾肾虚而无力祛
邪外出；因脾肾虚脏腑功能失调，使有形之邪自内而生，形成
新的致病因素。周乃玉教授重视脾肾的观点在治疗强直性脊柱
炎时得到很好体现。另一方面，周乃玉教授认为具有通调督脉
作用的药物除穿山甲、白芥子、葛根、蜈蚣、鹿角外，淫羊藿、
仙茅也能够通督脉，是治疗"肾虚督脉瘀滞"之强直性脊柱炎
常用、有效的温肾对药。

病案 3

李某，男，26 岁。

病史：患者 6 个月前出现髋关节、腰骶疼痛、大腿根痛，
颈部、后背疼痛，夜间翻身困难，晨起活动后减轻，腰椎活动
受限，二便正常，外院查 HLA–B27（＋），C 反应蛋白 31.4mg/L，
血沉 61mm/h，X 线片示"骶髂关节面模糊，间隙正常"，诊断
为"强直性脊柱炎"，现为求中医治疗来我院门诊。

舌脉：舌淡红，苔薄白，脉细数滑。

辨证：肾虚督脉瘀滞。

治法：益肾通督。

处方：黑附片 10g　生黄芪 20g　当归 10g　白芍 20g
杜仲 10g　葛根 15g　桑寄生 30g　桂枝 10g
穿山甲 10g　白芥子 6g　蜈蚣 2 条　白鲜皮 10g
骨碎补 15g

服药 7 剂，患者腰骶疼痛减，仍腰背僵硬，髋关节仍痛，

不能久坐。舌淡红，苔薄白，脉细数滑。

处方： 黑附片10g　生黄芪20g　当归10g　　白芍20g

　　　　杜仲10g　　甘草10g　　熟地黄10g　桂枝10g

　　　　穿山甲10g　白芥子6g　　蜈蚣2条　　白鲜皮10g

　　　　葛根15g　　巴戟天20g　骨碎补15g

服药2周后，腰骶疼痛明显减轻，髋已不痛，口干，乏力，二便正常。舌淡红，苔薄白，脉细数滑。

处方： 黑附片10g　生黄芪30g　当归10g　　白芍20g

　　　　杜仲10g　　骨碎补15g　熟地黄10g　桂枝10g

　　　　穿山甲10g　白芥子6g　　蜈蚣2条　　白鲜皮10g

　　　　葛根15g　　枸杞子10g　生鹿角10g　杜仲10g

1个月后患者腰背僵痛明显改善。

【按】患者先天肾虚，脊骨失养，督脉瘀滞，气血运行不畅，不通则痛。强直性脊柱炎的病因包括先天不足、六淫外伤及瘀血阻络等多方面，但以肾虚为其本。目前认为"肾虚督脉瘀滞"是其发病最为主要内因，因此补肾通督是重要的治疗手段。补肾之法可以养精、生髓、壮骨，消除阴霾寒凝，也能养肝荣筋。"肾为卫之本"，卫气承肾精之滋养，受肾气之温煦鼓舞，始能布达全身，发挥卫外作用。故补肾具有扶正气、调营卫、抗外邪之功。通督之法包括化痰、利湿、逐瘀、蠲饮等。扶正祛邪二者相辅相成，正气充盛，则痰、湿、瘀、浊之邪自灭；邪气退却，则精、津、气、血自然充盛。

病案4

史某，男，34岁。2015年11月1日初诊。

病史： 腰骶、后背、膝髋关节疼痛3年。患者3年前腰骶、后背、膝、髋关节疼痛，大腿根痛，颈部疼痛，夜间翻身困难，晨起活动后减轻，曾有虹膜炎发作，下肢酸软，乏力，腰椎活动受限，二便正常。查血沉41mm/h，HLA-B27（+），C反应蛋白44.4mg/L，X线片示"骶髂关节面模糊，间隙正常"。

舌脉：舌淡红，苔薄白，脉细数滑。

辨证：肾虚督滞。

治法：益肾通督。

处方：黑附片10g　生黄芪20g　当归10g　　白芍20g
　　　　杜仲10g　　葛根15g　　桑寄生30g　桂枝10g
　　　　穿山甲10g　白芥子6g　　蜈蚣2条　　熟地黄20g
　　　　骨碎补15g

服药7剂后腰骶疼痛减，后背僵硬，颈部、髋关节仍痛，不能久坐，下肢酸软，乏力。舌淡红，苔薄白，脉细数滑。

处方：黑附片10g　生黄芪20g　当归10g　　白芍20g
　　　　杜仲10g　　续断10g　　熟地黄20g　桂枝10g
　　　　穿山甲10g　白芥子6g　　蜈蚣2条　　骨碎补15g
　　　　葛根15g　　巴戟天20g

服药半个月后腰骶疼痛明显减轻，髋已不痛，口干，乏力，二便正常。舌淡红，苔薄白，脉细数滑。

处方：黑附片10g　生黄芪30g　当归10g　　白芍20g
　　　　杜仲10g　　骨碎补15g　熟地黄10g　桂枝10g
　　　　穿山甲10g　白芥子6g　　蜈蚣2条　　穿山龙30g
　　　　葛根15g　　枸杞子10g　生鹿角10g　杜仲10g

【按】强直性脊柱炎的病因以肾虚督脉瘀滞为其本，治疗以补肾最为重要。该患者先天肾虚，脊骨失养，督脉瘀滞，气血运行不畅，不通则痛。王为兰王老强调"补肾通督"，周老强调"补肾补督",焦树德焦老强调"补肾强督",还有人强调"补肾舒督"。诸法实无本质区别,强调内因重要,强调补肾重要,强调督脉重要。

病案 5

黄某,男,26 岁。

病史:患者腰骶痛 3 年,某三甲医院查 HLA-B27(+),骶髂 CT 示双侧骶髂关节炎 III 级,血沉 57mm/h,C 反应蛋白 42mg/L。诊断为强直性脊柱炎,偶有膝关节痛,未规律治疗。4 天前右眼红肿疼痛。口渴,二便正常。

舌脉:舌淡红,苔根黄厚,脉沉弦。

辨证:湿热痹阻。

治法:清热除湿,明目消肿。

处方:白豆蔻 10g　百部 10g　　谷精草 10g　生大黄 10g
　　　　钩藤 15g　　密蒙花 10g　生石决明 20g　　全蝎 6g
　　　　野菊花 15g　枸杞子 10g　牡丹皮 15g　生地黄 15g
　　　　白鲜皮 15g　白花蛇舌草 30g

7 剂,水煎服,日 1 剂,分 2 次服。

二诊:虹膜炎已明显减轻,膝关节疼痛 2 天,咽不适,大便 2 日一行。舌淡红,苔根黄,脉沉弦。

处方:密蒙花 10g　谷精草 10g　石斛 10g　　甘草 10g
　　　　蜈蚣 3g　　　酒大黄 10g　石见穿 30g　白芍 15g
　　　　枸杞子 10g　杭白菊 10g　生地黄 10g　佩兰 10g
　　　　蒲公英 10g　地丁 10g

7 剂,水煎服,日 1 剂。

三诊:右眼红肿已消,膝关节痛消失,右足跟疼痛。舌淡,苔黄厚，脉弦滑。

处方：密蒙花 10g　石斛 10g　　甘草 10g　　蜈蚣 3g
　　　　补骨脂 10g　酒大黄 10g　石见穿 30g　白芍 15g
　　　　茵陈 15g　　枸杞子 10g　杭白菊 10g　生地黄 10g
　　　　地丁 10g

7 剂，水煎服，日 1 剂。

四诊：膝关节疼痛，咽痒咳嗽，舌淡，苔黄厚，中剥脱，脉弦滑。

处方：羌活 10g　　独活 10g　　石斛 10g　　蛇床子 10g
　　　　藏青果 10g　生杜仲 10g　防风 10g　　防己 10g
　　　　白芍 15g　　枸杞子 10g　穿山甲 10g　天竺黄 10g

7 剂，水煎服，日 1 剂。

【按】患者湿热内蕴，留注经络，痹阻气血，不通则痛。上攻于目，故右眼红肿疼痛。热毒是风湿病的常见发病因素，无论外感、内生，有炎上、亢奋、耗阴伤血的特点。本患者除有腰骶部疼痛外，尚有眼炎，治疗上除清热化湿、解毒通络外，加用大量清肝明目之品，对强直性脊柱炎效果颇佳。

病案 6

李某，男，18 岁。2009 年 9 月来诊。

病史：3 年前患者无明显诱因出现下腰背疼痛，时感发僵，略活动可好转，未予重视。偶有双髋关节交替疼痛，疼痛性质为酸痛。半个月前腰背疼痛加重，夜间翻身困难，弯腰受限。左膝关节肿痛，局部发红，皮温增高，伴低热，午后甚，体温最高 38℃。腰背部怕凉。大便干，1～2 日一行，小便黄。其父及堂兄患强直性脊柱炎。外院化验：血沉 52mm/h，C 反应蛋白 35.2mg/L，HLA-B27（＋）。骶髂关节 CT 示双侧骶髂关节面毛糙，关节间隙略狭窄。西医诊断为强直性脊柱炎，开始服用柳氮磺吡啶治疗。

舌脉：舌红苔黄腻，脉细滑。

辨证：肾督亏虚，湿热痹阻。

治法：益肾强督，清热除湿，通络止痛。

处方：

白花蛇舌草 30g	半枝莲 15g	蒲公英 15g
生甘草 10g	续断 10g	狗脊 10g	川牛膝 15g
熟地黄 20g	青风藤 30g	鹿角片 10g	防风 10g
生黄芪 20g	丹参 15g	白芥子 6g	

用药 2 周，患者复诊，膝关节肿痛好转，局部皮温下降，再遵原方加强清热除湿之力，加金银藤 30g，黄柏 10g，生薏苡仁 30g。服用 2 个月后症状明显减轻，此后湿热之象明显缓解，继用补肾强督、强骨柔筋中药，半年后来诊，无明显关节肿痛，腰背疼痛明显缓解，腰背活动度较前好转。

【按】强直性脊柱炎在中医中属"痹证"范畴，肾虚督脉瘀滞，而根据感受邪气不同，可有风寒湿邪、风湿热邪、瘀血痹阻、痰瘀互阻等，一般急性期患者常有关节热肿、发热，炎症指标明显增高，多为感受风湿热邪或邪郁日久化热，治疗上在益肾强督基础上，加用白花蛇舌草、半枝莲、蒲公英、生甘草等大剂量清热解毒之品。

（六）银屑病关节炎

病案 1

高玉和，男，44 岁。2008 年 10 月 4 日初诊。

病史：10 年前无诱因出现头皮部散在红色斑片疹，上覆鳞屑，伴瘙痒。在我院皮科诊断为"银屑病"，一直中药治疗。皮疹面积逐渐扩大，全身胸腹部、四肢散在大片红色皮疹。2年前出现左膝关节肿痛，活动困难，外院诊断为"银屑病关节炎"，应用甲氨蝶呤治疗，症状有所缓解，患者服用2月余自行停药。近半年左膝关节肿痛加重，行走困难，双髋关节疼痛，双手远端指间关节肿痛，局部皮肤温度增高。口干，无发热，小便黄，大便略干。

化验：血沉、C反应蛋白增高，类风湿因子（−）。双手正位片示：双手诸骨骨质疏松，未见间隙狭窄及骨质破坏。双膝正侧位示：髁间嵴略变尖，关节间隙不窄。

舌脉：舌淡尖红，苔黄腻，脉沉细。

辨证：血虚风燥，湿热痹阻。

治法：清热除湿，通络止痛。

处方：四妙丸加减。

炒苍术10g　黄柏10g　怀牛膝15g　生薏苡仁20g
知母10g　白鲜皮20g　牡丹皮15g　土茯苓15g
白芍15g　赤芍15g　片姜黄10g　桑枝15g
金银藤30g　生黄芪15g　熟地黄15g　骨碎补10g
威灵仙10g

配合西药：甲氨蝶呤15mg qw。

服药两周，症状略减，原方略有加减。2个月后症状明显减轻，关节肿痛不明显，仅在劳累及阴雨天时轻度疼痛。舌淡红，苔薄白，脉沉细。病情平稳，治疗健脾益气，调理气血。方药改为黄芪桂枝五物汤加减：

处方：生黄芪10g　桂枝10g　白芍20g　生甘草10g
片姜黄10g　白花蛇舌草15g　葛根10g

熟地黄 20g　　紫草 10g　　　牡丹皮 10g　陈皮 10g

香附 10g　　　炒白术 10g

【按】银屑病性关节炎属于银屑病的一种特殊类型，各种银屑病均可以发生关节炎，但以寻常型多见。根据临床表现分为少关节炎型、对称性多关节炎型、银屑病脊柱炎、毁形性关节炎。西药治疗以非甾体抗炎药和免疫抑制剂为主。中医诊断为痹证，常由阴虚血燥所致，一般可分为风寒阻络、风热血燥、湿热蕴结、热毒炽盛、肝肾亏虚等型。该例患者皮损为大片状红色皮疹，遍及全身，关节局部红肿热痛，口干，小便黄，大便干，舌尖红苔黄腻，为一派湿热之象，故中药以四妙丸加减清热除湿，配以大量的清热解毒药，如知母、白鲜皮、土茯苓、片姜黄、金银藤等。同时痹证患者常为脏腑虚损引起，有脾肾不足之内因，故酌情加用生黄芪、熟地黄、骨碎补健脾补肾。病情平稳期皮疹减轻，关节肿痛好转，关节痛在劳累及阴雨天加重，舌淡红苔薄白，脉沉细，此时属脾肾不足，气血失调，故应用黄芪桂枝五物汤加减健脾益气，调理气血。从本例患者可见中医治疗中辨证的重要性，辨证准确，才可取得满意疗效。

病案 2

患者，女，34 岁。

病史：银屑病史 2 年，皮损散在分布于头部及四肢，皮损呈点滴片状，皮色暗红上覆白色鳞屑伴轻度瘙痒。患者 3 个月前流产后出现左手拇指肿痛，手指呈腊肠样改变，皮色发暗，有晨僵，无发热，全身怕风怕冷明显，汗出不多，纳可，眠差多梦，大便干，2～3 天 1 次，小便正常。

舌脉：舌淡苔白，脉沉细。

辨证：脾肾亏虚，邪毒侵袭。

治法：健脾温肾，祛邪通络。

处方：黑附片 15g 先煎　　　　生黄芪 20g　白芍 30g

　　　　熟地黄 20g　茯苓皮 10g　茯苓 15g　　炒白术 15g

　　　　生甘草 10g　莪术 10g　　乌梢蛇 30g　白鲜皮 15g

　　　　防风 10g　　防己 10g　　丹参 15g

　　　　白花蛇舌草 30g

服药 14 剂后症状明显减轻。

【按】本例患者为育龄期女性，既往有银屑病史，皮损病史已有 2 年，皮疹散发，颜色偏暗，根据皮疹辨证属于正气亏虚，血脉瘀滞。患者本身正气已虚，脾肾不足，而流产更加重了气血的耗伤，气损及阳，导致阳气不足，肌肤腠理失于阳气温煦固护，风寒湿邪气乘虚而入，由表及里，伤脾入肾，出现了骨节病变。故在治疗上要健脾温肾，扶阳通痹。周乃玉教授君药选择了大辛大温的附子、补气蠲痹的生黄芪共同来温阳益气，祛邪扶正；为防君药附子的燥烈，配伍了白芍、熟地黄滋阴养血，并与补气的茯苓、白术和养血活血的丹参共为臣药；佐以茯苓皮、防风、防己化湿祛风，莪术、乌梢蛇活血祛瘀通络，白花蛇舌草清热解毒利湿共同祛邪；调和诸药的生甘草为使药。全方治以健脾温肾，扶阳蠲痹，祛风除湿，活血通络。全方扶正又不会敛邪，祛邪又不会伤正，使正气恢复，邪气清除故病情缓解。药后患者皮损及关节诸症均明显改善，此病案是周乃玉教授运用温阳除痹理论治疗银屑病关节炎的典型代表。

病案 3

患者，女，43 岁。

病史：银屑病史 7 年，银屑病关节炎 5 年，皮损散发于头、四肢、胸腹，皮损呈斑片状，皮色暗红，上覆较厚白色鳞屑伴轻度瘙痒。近期腰背疼痛，夜间加重，翻身困难，活动后可减轻。部分足趾呈腊肠样肿痛，皮色发暗。间断低热，午后明显，口咽发干，恶风少汗，纳可，眠差，大便干，日 1 次，小便色略黄。

舌脉：舌暗苔黄白，脉弦细。

辨证：寒热错杂，邪毒痹阻。

治法：寒热同调，祛邪通络。

处方：

白鲜皮 20g	蒲公英 15g	生甘草 10g	桂枝 10g
大黄 6g	莪术 15g	沙参 15g	防风 10g
秦艽 20	蝉蜕 10g	白芍 30g	丹参 15g
党参 15g	黄芩 10g	黄柏 10g	首乌藤 30g
炒酸枣仁 30g			

服药 14 剂后症状好转。

【按】本例患者中年女性，患病病程较久，正气已虚，气血瘀滞，易受外邪侵袭。患者皮损色暗红，分布较广，鳞屑较多，从皮疹辨证当属血热、血瘀之证。关节症状以中轴及外周小关节肿痛为表现，伴随发热恶风，辨证为正气亏虚，风寒湿邪侵袭，侵入筋骨，关节经脉郁闭，故临床证见寒热错杂，邪毒痹阻，治疗需寒热同调，攻补兼施，祛邪通络。周乃玉教授用党参、桂枝益气通阳，白鲜皮、蒲公英、黄芩、黄柏清热利湿、燥湿，使寒散热清；大黄、莪术、丹参活血通络，防风、秦艽、蝉蜕祛风通络，兼以首乌藤、炒酸枣仁、白芍、沙参滋阴养血安神。银屑病关节炎患者多病史已久，病情复杂，气血阴阳失于调和，病性虚实夹杂、寒热错杂，故治疗上要采取调和寒热、阴阳、气血，扶助正气，祛除邪气，通利经脉关节为法则，本例患者经上述治疗后，症状明显改善。

病案 4

患者，女，52 岁。

病史：银屑病 2 年余，银屑病关节炎 1 年。皮损散发于四肢、胸腹，皮损呈大片状，皮疹色红伴瘙痒明显。四肢关节、手足关节远端肿痛，关节皮色发红，局部皮温升高。发热，恶风，口渴，汗出较多，纳可，眠欠安，多梦易醒，大便干，小便色黄。

舌脉：舌红苔黄，脉滑。

辨证：湿热痹阻。

治法：清热利湿，通利经脉。

处方：
生石膏 20g	生知母 30g	桂枝 10g	生甘草 10g
莪术 10g	乌梢蛇 30g	黄连 6g	黄芩 10g
防己 10g	防风 10g	炒白术 10g	苍术 15g
秦艽 15g	干姜 6g	白花蛇舌草 30g	

服药 14 剂后症状好转。

【按】本例患者皮疹色红伴瘙痒，关节也以红肿热痛为表现，并且伴有发热，舌红，苔黄，脉滑，辨证为湿热痹阻型。周乃玉教授选用了"白虎加桂枝汤"加减，以生石膏、生知母为君药清热消肿；用白术、苍术健脾化湿，黄连、黄芩苦寒燥湿，防风、防己、秦艽祛风胜湿，白花蛇舌草清热利湿解毒，共为臣药，助君药去除湿热邪毒；佐以莪术、乌梢蛇活血通络，桂枝、干姜温阳通络，并可制约苦寒药寒凝太过，全方在清利湿热同时不忘温通经络，取得良好疗效。总的来说，本病病因不外寒热两方面,热者居多。因于寒者,脉络瘀滞而生瘀血;因于热者,热伤阴液,阴虚血燥,血行不畅,亦生瘀血。故瘀血阻络贯穿银屑病关节炎始终,治疗应十分重视理血通络。

病案5

患者,男,26岁。

病史:银屑病史半年,皮损泛发于头、四肢、胸腹,皮损呈片状,尤其胸腹部皮损连成大片状,皮色鲜红,上覆较厚白色鳞屑伴有瘙痒。近期腰背疼痛,夜间加重,翻身困难,活动后可减轻。双足第2足趾呈腊肠样肿痛,双手食指远端指间关节肿痛,皮色暗红,局部皮温高。间断发热,烦躁易怒,纳可,眠差,大便干,日1次,小便色黄。

舌脉:舌红苔黄厚,脉弦滑。

辨证:湿热毒蕴,筋脉痹阻。

治法:清利湿热,解毒通络。

处方:生石膏30g 石见穿20g 白鲜皮15g 生甘草10g
酒大黄10g 土茯苓20g 防己10g 防风10g
秦艽20g 蝉蜕10g 生薏苡仁30g 丹参15g
苍术15g 黄柏10g 金银藤20g 乌梢蛇20g

服药10剂后症状好转。

【按】本例患者为青壮年男性,病程较短,正气尚无明显亏虚。患者皮疹色红瘙痒,关节肿痛,局部皮温高,伴见全身发热,烦躁易怒,舌红苔黄厚,脉弦滑,均为湿热蕴毒之象。故周乃玉教授选用生石膏、石见穿、白鲜皮、酒大黄、土茯苓以清热除湿,解毒化瘀,苍术、黄柏、生薏苡仁、金银藤、乌梢蛇以化浊通络。此例辨证以邪气壅实为主,故治疗强调"清"

和"通"。本例患者经治疗，症状明显改善。

病案 6

患者，男，57 岁。

病史：银屑病 20 年余，银屑病关节炎 16 年。皮损散发于头皮及四肢，皮损呈点片状，皮疹色淡红，皮屑多，瘙痒明显。关节以手指关节远端肿痛，膝、踝关节间断肿痛为主，肿胀局部皮色暗红，皮温略高。无发热，恶风，口渴，盗汗，纳可，眠欠安多梦易醒，大便干，小便频数，无尿痛。

舌脉：舌暗红少苔，脉滑细。

辨证：血燥生风，痰瘀阻络。

治法：养血疏风，化痰通络。

处方：生地黄 20g　当归 10g　　防风 10g　　生甘草 10g

沙参 15g　　乌梢蛇 20g　蝉蜕 10g

白花蛇舌草 30g　　　牡丹皮 10g　丹参 15g

白鲜皮 15g　土茯苓 15g

服药 14 剂后症状减轻。

【按】本例患者中老年男性，慢性病史，病史时间长。以皮疹色淡红伴瘙痒，皮屑多，关节肿痛为特点，并且伴有口渴，盗汗，舌暗红，少苔，脉滑细，辨证为血燥生风，痰瘀互结，脉络瘀痹。周乃玉教授以生地黄、当归、防风为君药养血疏风；用沙参、丹参、牡丹皮凉血活血，滋阴通络，蝉蜕散风止痒，共为臣药，助君药养血凉血，散风通络；佐以乌梢蛇活血通络，白鲜皮、土茯苓化痰通络。本病案患者本身已年老体弱，肝肾亏虚，加之病史日久，化生内热，热伤阴液，阴虚血燥，血燥生风，血行不畅，亦生瘀血，故本例治疗强调养血、凉血、活血。本例患者经治疗，症状明显改善。

病案7

万某，男，49岁。2009年8月4日入院。

病史：9年前无诱因出现四肢皮疹，在某三甲医院诊断为"银屑病"。6年前出现双膝、双踝、双足面肿痛，发热，对症退热治疗后好转。2年前皮疹加重，双膝、左足第一跖趾关节、左手第一指间关节肿痛，我院诊断为银屑病关节炎，予甲氨蝶呤7.5～12.5mg qw 及中药，症状减轻，服药期间出现肝功异常停药。半年前左膝、左足大趾、左手第1指间关节肿痛加剧，住院治疗后好转。2个月前服"补药"出现左手近端指间关节、左手第1掌指关节、右足趾间关节肿痛，皮损明显增加，无晨僵，无发热恶寒，腰背痛，夜间翻身加重，无眼干，纳眠可，二便正常。查体：心肺腹（-），面颊部、四肢、胸腹部散在大片状暗红色皮疹，上覆脱屑，双足趾增厚，左手第4近端指间关节、右手第1掌指关节、右足趾肿（+），压痛（+），双浮髌（-）。

舌脉：舌淡红苔白略腻，脉沉细。

辨证：脾肾亏虚，湿热内蕴，痰瘀阻络。

治法：清热利湿，化痰通络。

处方：

当归 10g	苍术 10g	炒白术 10g	茵陈 15g
赤芍 15g	黄柏 10g	知母 10g	茯苓 15g
白鲜皮 15g	金银藤 20g	防风 10g	防己 10g
牡丹皮 15g	柴胡 10g	威灵仙 15g	甘草 10g

1周后关节疼痛减轻，仍感左手第4近端指间关节肿痛，局部皮温高，仍有皮疹，颜色鲜红。舌暗红苔薄白少津。加强清热凉血之力。

处方：

白术 10g	茵陈 15g	赤芍 15g	黄柏 10g
知母 15g	茯苓 15g	白鲜皮 15g	金银藤 20g
防风 10g	牡丹皮 15g	柴胡 10g	威灵仙 15g
甘草 10g	伸筋草 10g	大青叶 15g	生薏苡仁 15g

药后 2 周，关节肿痛及皮疹均有所减轻，指标下降，皮损仍重。舌淡暗胖大苔白，脉沉。

处方：

当归 10g	赤芍 10g	紫草 10g	大青叶 10g
伸筋草 10g	络石藤 15g	鸡血藤 15g	金银藤 15g
海风藤 10g	牡丹皮 10g	生薏苡仁 30g	生白术 10g
白茅根 30g	茯苓皮 10g	白芍 15g	

症状缓解出院。

【按】银屑病性关节炎多由于血虚风燥所致，少数病案也有偏于风寒的，也有寒热错杂的，治疗时要详加审查。本患者服"补药"出现关节肿痛加重，皮损明显增加，色红，辨证为湿热痹阻，治疗以清热利湿为主，苍术、黄柏清热燥湿，茵陈、防己利湿，配合大量清热解毒之品，药后症状减轻。2 周后关节肿痛减轻，舌淡暗胖大苔白脉沉，均为正气不足之象，加用白术、生薏苡仁、茯苓补益正气。

（七）风湿性多肌痛

病案1

高某，女，60 岁。

病史：3 周前周身关节肌肉疼痛，以颈、肩及上肢近端肌肉为主，活动受限，怕冷怕风明显，乏力，纳可，二便调。

舌脉：舌质淡胖，苔薄白。脉沉细。

辅助检查：双肩、双髋 X 线片未见异常。C 反应蛋白

47.2mg/L，血沉 96mm/h。类风湿因子（−）。ANA（−）。

西医诊断：风湿性多肌痛。

中医诊断：痹证。

辨证：脾肾两虚，脉络闭阻。

治法：健脾补肾，通络止痛。

处方：生黄芪 20g　茯苓 15g　　白术 10g　　甘草 10g

　　　　白芥子 6g　穿山甲 10g　熟地黄 20g　防风 10g

　　　　补骨脂 10g　骨碎补 10g　巴戟天 20g　丹参 10g

服药 7 剂，关节疼痛有所减轻，汗出，腰背疼痛。舌质淡胖，苔薄白，脉沉细。

处方：生黄芪 20g　茯苓 15g　　白术 10g　　甘草 10g

　　　　白芥子 6g　穿山甲 10g　熟地黄 20g　防风 10g

　　　　补骨脂 10g　骨碎补 10g　巴戟天 20g　杜仲 10g

　　　　仙茅 10g　　淫羊藿 15g

服药 14 剂，关节疼痛有所减轻，汗出多，腰背疼痛减轻，睡眠不安。舌质淡胖，苔薄白，脉沉细。

处方：柴胡 10g　　半夏 10g　　白术 10g　　防风 10g

　　　　甘草 10g　　姜黄 10g　　白芍 20g　　桂枝 10g

　　　　生黄芪 20g　穿山甲 10g　杜仲 10g　　生牡蛎 30g

　　　　生龙骨 30g

再服 14 剂，关节疼痛减轻，汗出多，腰背疼痛减轻，睡眠不安。舌质暗，苔薄白，脉沉细。

处方：柴胡 10g　　半夏 10g　　白术 10g　　防风 10g

　　　　甘草 10g　　姜黄 10g　　白芍 20g　　桂枝 10g

　　　　生黄芪 20g　穿山甲 10g　杜仲 10g　　仙茅 10g

　　　　淫羊藿 15g

【按】本病多发病于老年女性，年过半百，脏器亏损。肌痹多责之于脾，脾肾不足，经脉失养。治疗以健脾补肾，通络止痛为法。风湿性多肌痛发病部位主要为手少阳三焦经及足太阳膀胱经循行之处，由于上述两经经气不利导致肌肉疼痛。因此周乃玉教授常常采用小柴胡汤及桂枝汤合方，小柴胡汤为少阳经证代表方，桂枝汤为太阳经证代表方，同时又都为"和剂"代表方，调和气血营卫阴阳，使气血调和，经脉通利，痹证自除。

本方是小柴胡汤与桂枝汤各半合方而成。小柴胡汤是少阳经证的代表方，其君药柴胡可疏散少阳之邪，臣药黄芩可清少阳之火，佐药半夏和胃降逆，消痞散结，人参甘草益胃生津调和营卫，生姜大枣扶正祛邪，实里以防邪入。可以和解少阳，调理气机，同时又能针对少阳经气不利引起的肩臂疼痛。桂枝汤，其君药桂枝可解肌散寒，散中寓收；臣药白芍可以敛阴合营，调和营卫；佐药生姜可助桂枝解肌，温胃止呕，大枣助白芍益阴，补益脾气；佐使药甘草合桂枝辛甘化阳，合白芍酸甘化阴，调和诸药。本方又是伤寒论中和剂的代表方，可以调和营卫，燮理阴阳，同时又能针对太阳经气不利引起的项背强痛。二方合用，气血双调，使阴阳平衡，阴平阳秘，精神乃至，气行血畅则痹证自通。同时实验室研究小柴胡汤、桂枝汤均有免疫调节作用，两方相合有协同叠加作用。而且方中柴胡、桂枝、黄芩、白芍、甘草等药均有明显的消炎镇痛作用，因此治疗风湿性多肌痛可以取得很好疗效。

病案2

李某，女，69岁。

病史：患者 4 个月前外出游玩时出现肩臂部肌肉酸痛，活动受限，晨僵数小时。逐渐出现双侧大腿肌肉疼痛。乏力，时有低热。曾在外院就诊，诊断为风湿性多肌痛，应用小剂量激素治疗，强的松 15mg qd，症状明显缓解，激素逐渐减量。1 个月前减至 5mg qd，症状反复。为求中医治疗来我院。症见：四肢带肌酸痛，上臂上举受限，行走吃力，晨僵 2～3 小时。低热，怕风怕凉，食欲尚可，夜眠欠佳，二便正常。

舌脉：舌质淡红，苔薄白，脉细弦。

辨证：气血失调，经脉失养。

治法：调和营卫，通络止痛。

处方：

柴胡 10g	黄芩 10g	半夏 10g	甘草 10g
党参 10g	桂枝 10g	白芍 10g	大枣 10g
生姜 10g	片姜黄 15g	威灵仙 10g	穿山甲 10g
白芥子 6g			

服药 7 剂，同时激素用量不变，患者自感肌肉酸痛减轻，晨僵时间缩短。仍感怕风怕凉。舌脉如前。

处方：

柴胡 10g	黄芩 10g	半夏 10g	甘草 10g
党参 10g	桂枝 10g	白芍 10g	大枣 10g
生姜 10g	片姜黄 15g	威灵仙 10g	穿山甲 10g
白芥子 6g	防风 10g	乌梢蛇 20g	

再服 14 剂，症状明显缓解。

【按】周乃玉教授认为本病多见于老年人，由于正气不足，机体卫外不固，风寒湿邪乘虚侵入，导致经气不利，经络气血运行不畅。从经脉循行上讲肩臂部属手少阳三焦经循行之处，颈项部、大腿后侧属足太阳膀胱经循行之处，选用太少合病的柴胡桂枝汤加减，调和营卫，燮理阴阳，又能针对经气不利引起的疼痛。二方合用，气血双调，使阴阳平衡，阴平阳秘，精神乃至，气行血畅则痹证自通。

病案 3

刘某，女，65 岁。

病史：1 年前肩、颈及上肢肌肉疼痛，活动受限，在某三甲医院系统做免疫学检查，诊断为风湿性多肌痛，服强的松 15mg/d，疼痛缓解，逐渐减量并停服之后，关节肌肉疼痛反复，上肢不能举，不能持物，血沉 90mm/h，乏力，纳呆，大便溏。

舌脉：舌淡红，苔黄白厚，脉沉细。

西医诊断：风湿性多肌痛。

辨证：气血亏虚，湿热阻络。

处方：

桂枝 10g	白芍 20g	大枣 10g	柴胡 10g
半夏 10g	黄芩 10g	生牡蛎 30g	全蝎 6g
穿山甲 10g	白芥子 6g	骨碎补 15g	金银藤 30g

7 剂。

二诊：关节疼痛减轻，但四肢肌肉疼痛明显，不能持重，怕风，大便畅。舌略红，苔黄厚。

处方：

桂枝 10g	生黄芪 10g	当归 10g	白豆蔻 10g
生薏苡仁 20g	土茯苓 20g	炒知母 10g	炒黄柏 10g
穿山甲 10g	白芥子 6g	生地黄 10g	熟地黄 10g
金银藤 30g	桑枝 30g	全蝎 6g	

7 剂。

【按】患者证属气血不足，湿热阻络，一诊以桂枝汤加柴胡半夏龙骨牡蛎汤，调和气血营卫，再配以全蝎、穿山甲、白芥子，化痰活血通络。二诊患者肌肉疼痛不缓解，怕风，因脾主肌肉，故加生黄芪健脾益气，健脾方能祛湿。

病案 4

张某，女，79 岁。

病史： 患者 3 个月前不慎着风，出现肩臂部肌肉酸痛，大腿肌肉酸痛无力，行走困难，形寒肢冷，甚则整日不能下地。乏力明显，腰酸痛。无明显发热。食欲欠佳，大便溏。1 个月前在外院诊断为风湿性多肌痛，应用小剂量激素治疗，强的松 10mg qd，症状有所缓解，但仍于阴雨天或受凉时有症状，为求中医治疗来我院。既往：糖尿病肾病病史 20 年。

舌脉： 舌质淡胖有齿痕，苔薄白，脉沉细弱。

辨证： 脾肾不足，经脉失养。

治法： 健脾补肾，通络止痛。

处方： 黄芪桂枝五物汤合金匮肾气丸加减。

黑附片 15g 先煎	熟地黄 20g	白芍 20g
甘草 10g　生黄芪 20g	当归 15g	桂枝 10g
片姜黄 15g　威灵仙 10g	茯苓 15g	怀牛膝 15g
炒白术 10g　穿山甲 10g	白芥子 6g	

服药 7 剂，同时激素用量不变，患者症状明显减轻，肌肉酸痛较前明显好转，怕凉减轻，仍感乏。舌脉如前。

处方： 黑附片 15g 先煎　　　　熟地黄 20g　白芍 20g

甘草 10g　生黄芪 30g　当归 15g　桂枝 10g

片姜黄 15g　威灵仙 10g　茯苓 15g　怀牛膝 15g

炒白术 10g　全蝎 6g

再服 7 剂，症状进一步缓解。

【按】本例患者年近耄耋，脏腑之气本已亏虚，又多年患病，由舌脉可以看出脾肾阳虚为其病本，感受寒湿之邪导致发病。故周乃玉教授从扶助脏气出发，补其不足，应用健脾补肾通阳之剂，其中附子为温阳要药，上温心阳，中温脾阳，下温肾阳，配伍熟地黄、白芍、甘草可制约附子燥烈之性，又可增加附子温阳之功。黄芪是周乃玉教授在风湿病治疗中常用的药，扶助正气，且能通诸经之痛。同时配伍穿山甲、白芥子、全蝎等祛除邪气，通络止痛。尤其是穿山甲与白芥子配伍，周教授认为，二药一走血分、一行气分，一活血、一化痰，对于风湿病痰瘀互阻之证有非常之疗效。综观全方应用，既能温补脾肾之阳，扶助脏腑正气，又能通达经络，通络止痛。因而疗效卓著。

病案5

曲某，女，55岁。

病史：患者2年前始出现肩颈部及大腿肌肉酸痛，活动受限，晨起发僵，怕凉。在外院诊断为风湿性多肌痛。应用小剂量激素治疗，症状缓解，但每于阴雨天周身不适。患者平素多思虑，病后每日忧思担心。1个月前再次感寒，症状复发，肩臂部及大腿肌肉酸痛，屈伸不利，晨僵数小时，肩臂部肌肉疼痛拒按，夜间疼痛明显。

舌脉：舌质紫暗有瘀斑，苔白，脉细涩。

辨证：痰瘀互阻，经络不通。

治法：活血化痰，逐瘀通络。

处方：

桃仁10g	红花10g	当归10g	川芎10g
地龙10g	香附10g	牛膝10g	羌活10g
秦艽10g	甘草10g	片姜黄15g	威灵仙10g

服药 14 剂，患者上肢肌肉疼痛有所减轻，夜间痛减。仍感下肢沉重，酸痛无力，怕凉。舌脉如前。

处方：

桃仁 10g	红花 10g	当归 10g	川芎 10g
地龙 10g	香附 10g	牛膝 10g	羌活 10g
秦艽 10g	甘草 10g	片姜黄 15g	威灵仙 10g
续断 15g	生杜仲 10g	全蝎 6g	

再服 14 服，症状减轻明显。

【按】患者为中老年女性，正气亏损。又多有思虑，脾虚肝郁，郁久化瘀，气滞血瘀，瘀血阻滞经脉，不通则痛。故选用活血化瘀、通络止痛之身痛逐瘀汤。方中以桃仁、红花为君药活血化瘀；当归、川芎、地龙、香附为臣药，助君药活血理气；而桃仁、红花、当归、川芎出自桃红四物汤，活血养血，使瘀去邪除，同时又不伤正。羌活、秦艽祛风除湿散寒，辛散又能理气。全方配伍，活血理气，通痹止痛，祛风散寒。二方再加续断、杜仲加强补肾壮骨之力，取得很好疗效。

（八）系统性红斑狼疮

病案 1

冯某，女，19 岁。

病史：患者 1 年前因周身肌肉酸痛、双手近端指间关节肿痛、反复发热伴面部红色皮疹，就诊于某三甲医院。查血沉 69mm/h；血常规：白细胞总数 3.34×10^9/L；ANA 1：1000；抗双链 DNA 抗体（抗 ds-DNA 抗体）（+），抗 SSA 抗体（+），抗 SSB 抗体（+）；血清补体 C3 下降，血清补体 C4 下降；尿蛋白 1g/L；诊断为系统性红斑狼疮、狼疮性肾炎。予强的松 50mg qd → 12.5mg qd，纷乐 0.2g bid，赛可平 1.0g bid → 0.5g bid

及补钙治疗。刻下症见：月经后延，2 个月一行，量可，颜面疱疹，脱发，无明显口腔溃疡，咽部略痛，无明显怕风怕冷，纳可眠安，大便偏干，2 日一行。

辅助检查：2013 年 8 月 5 日于原医院。

血常规：白细胞总数 $4.74 \times 10^9/L$，血红蛋白浓度 136g/L，血小板总数 $209 \times 10^9/L$；

血免疫：抗 ds-DNA 抗体（ - ）；24 小时尿蛋白 0.07g/24h；血清补体 C3、C4 阴性；血沉 2mm/h；肝肾功未见异常。

舌脉：舌淡红苔白，脉细滑。

处方：

生黄芪 20g	炒白术 10g	茯苓 15g	生甘草 10g
熟地黄 20g	当归 10g	腥藤 20g	
炒半夏曲 10g		防风 10g	陈皮 10g
猪苓 20g	泽泻 15g	山萸肉 10g	续断 10g

【按】本例患者为青年女性，病程 1 年，其主要表现为月经后延，2 个月一行，量可，颜面疱疹，脱发，无明显口腔溃疡，咽部略痛，无明显怕风怕冷，纳眠可，大便偏干，2 日一行。病位在皮肤，属心脾肾。病性属以虚为主，辨证为心脾两虚、肾阴不足。

系统性红斑狼疮患者病程较长时的临床证型中，常可表现为心脾两虚，周乃玉教授常选方归脾汤、四君子汤加减。其中四君子汤，方中人参甘温，益气补中为君；白术健脾燥湿，合人参以益气健脾为臣；茯苓渗湿健脾为佐；炙甘草甘缓和中为使。四味皆为平和之品，温而不燥，补而不峻，故名四君子汤。为减少人参之峻补之势，改用生黄芪，既可以加强走皮之效，又有托举之功。又联合六味地黄汤补肾治疗。

病案2

陈某，女，50岁。

病史：患者9年前无明显原因出现口干症状，3年前体检时查血常规示白细胞总数减低，就诊于沈阳某医院完善相关检查，诊断为"干燥综合征"。曾服用帕夫林、爱若华、甲泼尼龙32mg qd、羟氯喹治疗，症状有所缓解。6个月前患者无明显原因出现症状加重，再次就诊于原医院，查ANA阳性，抗双链DNA抗体阳性，抗SSA抗体阳性，抗SSB抗体弱阳，接受静脉输注环磷酰胺（具体剂量不详），强的松口服30mg qd，出院时调整药物为强的松10mg qd，骁悉0.5g bid，帕夫林0.6g bid。刻下症见：双手肿胀，反复口腔溃疡，畏风寒，双前臂麻木，双手雷诺现象阳性，口干，进干食可，目干少泪，颞颌处关节疼痛，自汗出，手足凉，纳可，入睡困难，夜尿增多。

辅助检查：2013年12月5日于原医院。

血常规：白细胞总数4.6×10⁹/L，血红蛋白浓度136g/L，血小板总数217×10⁹/L；血免疫：ANA＞1∶100，抗ds-DNA抗体346.82IU/mL，抗SSA抗体阳性，抗SSB抗体弱阳性；24小时尿蛋白0.07g/24h；血清补体C3下降、补体C4正常；血沉47mm/h；肝肾功能未见异常。

舌脉：舌淡红，苔薄黄，脉沉细。

处方：黑附片15g先煎　　干姜10g　生甘草10g
熟地黄30g　丹参20g　北沙参15g
霍山石斛20g　炒白术15g　茯苓15g
生黄芪20g　防己10g　防风10g　穿山甲10g
白芥子6g　威灵仙10g　白花蛇舌草20g

【按】本例患者为中年女性，病程较长，前后应用多种免疫抑制剂，其主要表现为双手肿胀，反复口腔溃疡，畏风寒，双前臂麻木，双手雷诺现象阳性，口干，进干食可，目干少泪，颞颌处关节疼痛，自汗出，手足凉，纳可，入睡困难，夜尿增多。病位在关节肌肉、口眼、经络、膀胱，属脾肾。病性属以虚为主，兼有热毒、瘀血，辨证为脾肾阳虚、热毒内蕴、瘀血阻络，故治以健脾补肾，解毒化瘀。

系统性红斑狼疮患者的临床证型中，热毒、肾虚往往在整个疾病发展过程中均可见到，至疾病后期又可出现瘀血阻络症状。周乃玉教授常选方四逆汤加减，配合解毒化瘀方药。《素问·生气通天论》载："阳气者，精则养神，柔则养筋。"方中附子大辛大热，温壮元阳，破散阴寒，为君药。干姜，入脾、肺经，温中散寒，助阳通脉，为臣药。炙甘草之用有三：一则益气补中，以治虚寒之本；二则缓和干姜、附子峻烈之性；三则调和药性，使药力持久。故甘草为佐使药。周教授温阳又不伤阴，《幼学故事琼林·夫妇》认为："孤阴则不生，独阳则不长，故天地配以阴阳"，故方中加用熟地黄、霍山石斛滋阴以防止助阳伤阴。方中重用穿山甲，选其止痛通经之效，《本草纲目》言穿山甲可治"风痹强直疼痛，通经脉。"方中选用白芥子，《本草纲目》认为"白芥子辛能入肺，温能发散，故有利气豁痰、温中开胃、散痛消肿、辟恶之功"。《本草新编》曰："白芥子，味辛，气温，无毒。入肝、脾、肺、胃、心与胞络之经，能去冷气，安五脏，逐膜膈之痰。"

病案3

孟某，女，35岁。

病史：1年前因颜面皮疹及肩关节疼痛就诊于某医院，完善相关检查明确诊断为"系统性红斑狼疮——继发自身免疫性溶血性贫血",曾接受激素联合免疫抑制剂治疗(具体方案不详),经治疗未见新发皮疹,关节疼痛有所缓解。刻下症见:颜面蝶状红斑,光敏感,左肩关节疼痛,乏力明显,喜热恶寒,时有心悸汗出,动则短气,纳可,时嗳气,腹胀满,大便日三行。

舌脉: 舌胖淡,苔薄黄,脉沉细。

处方: 生黄芪 20g　炒白术 10g　茯苓 15g　生甘草 10g
熟地黄 20g　丹参 15g　首乌藤 30g　北沙参 15g
防风 10g　浮小麦 30g　大枣 15g　续断 10g
白花蛇舌草 30g　　　佛手 10g

服上方 7 剂,服药后关节肿痛有所减轻,胸闷心悸减轻,仍感乏力困乏,小便色黄,眠梦多,舌淡苔薄黄,脉细。

末次月经 26 日前。

处方: 柴胡 10g　炒半夏曲 10g　　　黄芩 10g
生甘草 10g　党参 15g　炒白术 15g　茯苓 15g
熟地黄 20g　砂仁 6g 后下　炮姜 10g　元胡 10g
焦三仙 30g　威灵仙 10g　防风 10g　肉苁蓉 30g

【按】本例患者为中年女性,病程较长,前后应用多种免疫抑制剂,其主要表现为颜面蝶状红斑,光敏感,左肩关节疼痛,乏力明显,喜热恶寒,时有心悸汗出,动则短气,纳可,时嗳气,腹胀满,大便日三行。病位在皮肤、关节肌肉、经络,属肝脾。病性属以虚为主,兼有湿阻,辨证为肝郁脾虚、湿邪内蕴。

系统性红斑狼疮患者的临床证型中,肝郁脾虚为其中重要证型。周乃玉教授常选方小柴胡汤加减,配合祛风化湿方药,兼清内热。本方中柴胡苦平，入肝胆经，透解邪热，疏达经气；黄芩清泄邪热；法半夏和胃降逆；党参、甘草扶助正气，抵抗病邪；大枣和胃气，生津；白术健脾燥湿，合党参以益气健脾；茯苓渗湿健脾为佐；周乃玉教授擅长应用祛湿类药物，其方中选用威灵仙治以祛风除湿，《药品化义》载："灵仙，性猛急，盖走而不守，宣通十二经络。主治风、湿、痰、壅滞经络中。"《本草纲目》载："威灵仙，气温，味微辛咸。辛泄气，咸泄水，故风湿痰饮之病，气壮者服之有捷效。"

（九）系统性硬化症

病案1

赵某，女，51岁。

病史：患者6年前无明显诱因出现双手遇冷、情绪激动时有变白、变紫、潮红等颜色改变，起初未予重视。逐渐出现双手肿胀，进而双手、面部皮肤紧绷、皮肤变硬，不能捏起。口唇变薄，口周出现放射纹，张口受限，鼻翼变尖。在北京某医院诊断为硬皮病，曾间断服用强的松30mg qd，逐渐减量，现维持强的松5mg qd、来氟米特10mg qd、沙利度胺50mg qd治疗，自觉效果不明显，同时担心药物不良反应，遂停药。现症见：面部紧绷，僵硬感，双手雷诺现象发作频繁，指端紫暗，发凉，怕风怕冷明显，乏力，纳食可，眠欠安，无反酸烧心，无干咳气短，二便调。舌淡苔薄白，脉沉细。

既往史及家族史：无。

西医诊断：系统性硬化症。

中医诊断：痹证。

辨证：脾肾不足，寒湿痹阻。

治法：补气益肾，散寒除湿。

处方：生黄芪 20g　当归 10g　　桂枝 10g　　甘草 10g

　　　　白鲜皮 10g　穿山龙 30g　蝉蜕 10g　　片姜黄 15g

　　　　防风 10g　　防己 10g　　首乌藤 30g　炒白术 10g

　　　　茯苓 15g　　川芎 10g　　熟地黄 20g　腥藤 15g

服用 14 剂后雷诺现象发作次数减少，舌脉如前。

处方：前方去蝉蜕、当归、川芎，加用丹参 20g，柴胡 10g，穿山甲 6g。

服用 14 剂后诸证减轻，但仍怕风怕冷，四末发凉，睡眠好转，舌淡，苔薄白，脉细。

处方：上方去柴胡、防己、首乌藤、穿山甲，加用全蝎 6g，白芥子 6g，黑附片 15g，干姜 10g，熟地黄改为 30g。

服药 14 剂后怕冷明显减轻，去干姜、附子，加淫羊藿 15g，巴戟天 10g。

【按】 系统性硬化症皮肤病变分为水肿期、硬化期、萎缩期。此患者病史 6 年，已出现皮肤硬化，为中晚期。以黄芪桂枝五物汤补气养血，温经通络。患者面部症状明显，加用川芎，川芎为血中气药，既能活血行气，祛风止痛，且其性善上行，引药直达病所。晚期仍以培补脾肾、温阳通络为本，三诊选用四逆汤、阳和汤合四君子汤加减。熟地黄加量增强益精血作用的同时，防姜、附辛热伤阴之弊。附子有毒、辛温大热，不宜长期服用，中病即止。

病案2

吕某，女，42 岁。

现病史：2 年前出现关节疼痛，雷诺现象，在某三甲医院诊断为系统性硬化症，服强的松 20mg qd，近半年关节疼痛加重，累及肩、膝、腕、手指关节。因惧怕药物副作用，前来就诊。现症见：双手指肿胀，双手近端指间关节、掌指关节、腕关节、双肩关节、双膝关节疼痛，周身肌肉酸痛，怕凉，雷诺现象，纳眠可，二便调。

既往史：无。

查体：双手手指肿（+），双手近端指间关节、掌指关节、双腕关节、双肩、双膝关节压痛（+），握拳受限。

理化检查：C 反应蛋白 75.5mg/L，ANA 1∶1280，抗 U_1RNP 抗体（+），抗 Scl–70 抗体（+）。

舌脉：舌淡暗，苔黄略厚，脉沉细。

西医诊断：系统性硬化症。

中医诊断：痹证。

辨证：寒湿痹阻。

治法：散寒除湿，通络止痛。

处方：土茯苓 20g　白豆蔻 10g　甘草 10g　　桂枝 10g
　　　　　白芍 20g　　穿山甲 6g　　白芥子 6g　　秦艽 10g
　　　　　生黄芪 15g　当归 10g　　白鲜皮 10g　防己 10g
　　　　　丹参 10g

服药 7 剂，诸关节疼痛明显，雷诺现象发作频繁。纳可，二便调。舌淡，苔薄黄，脉沉弦。

处方：麻黄 6g　　　黑附片 10g　甘草 10g　　蝉衣 10g
　　　　　白芍 20g　　白蒺藜 6g　　白术 10g　　穿山甲 10g
　　　　　生黄芪 20g　生地黄 10g　白鲜皮 10g　防风 10g
　　　　　丹参 10g　　桂枝 10g　　秦艽 10g

服药 14 剂，手指、膝关节痛及肿胀减轻，雷诺现象间断发作，大便日1次。舌淡，苔黄，脉沉细。

处方： 麻黄6g   鹿角片10g   甘草10g   防己10g

白芍20g   土茯苓20g   白芥子6g   穿山甲6g

生黄芪20g   熟地黄20g   白鲜皮20g   防风10g

丹参10g   白花蛇舌草30g

【按】《诸病源候论》指出："经脉所行，皆起于手足，虚劳则血气衰损，不能温其四末，故四肢逆冷也。"四肢为诸阳之末，得阳气而温，临床多采用温补肾阳，行气活血，通络止痛的原则，使之气血调和，瘀通痛止，疗效颇佳。

本患者病史长，未系统诊治。本有脾肾不足，寒湿内蕴，失治误治，日久郁而化热。此时应用大量寒凉药物不仅不益于康复，反而会加重病情。起初看到舌苔黄厚，即应用土茯苓、白鲜皮、秦艽等效不佳。应抓住病证之根本，以散寒化湿，温阳通络，则热自消。此患者虽舌苔黄厚，但舌质不红，而是淡暗，说明是从寒化生。因此在临床诊疗中，应详细审舌辨脉，才能万无一失。

病案3

赵某，女，38岁。

病史： 患者半年前无明显诱因出现间断发热，体温最高38.5℃，无明显咽痛、咳嗽，无尿频尿急尿痛，无呕恶，无腹痛腹泻，应用抗生素效果不明显。1个月前出现雷诺现象，颜面部、双手皮肤肿胀光亮，在某三甲医院诊断为系统性硬化症，予青霉胺、秋水仙碱治疗，仍有皮肤肿胀、紧绷，低热，并出现气短干咳，怕风怕冷，纳食可，二便调。

体格检查： 面色暗淡，鼻翼变尖，双手手指皮肤紧绷，双肺底可闻及爆裂音。舌淡暗，苔薄白，脉沉细。

辅助检查：ANA 斑点型 1∶320，抗 ENA 抗体（﹣），类风湿因子 315IU/mL，肺 CT 示双肺底间质纤维化。

西医诊断：系统性硬化症—继发肺间质纤维化。

中医诊断：痹证。

辨证：风寒痹阻，肺气失宣。

治法：祛风散寒，通宣理肺。

处方：通宣理肺丸加减。

麻黄 10g	杏仁 10g	桔梗 10g	甘草 10g
前胡 10g	黄芩 10g	桑白皮 15g	柴胡 10g
半夏 10g	浙贝 15g	沙参 15g	桂枝 10g

服药 7 剂，基本热退，时有咳嗽，少量白痰，雷诺现象发作，皮肤紧绷，纳眠可，二便调，舌淡红，苔薄白，脉沉细。

处方：前方加全蝎 6g，片姜黄 15g，生黄芪 15g，加强补肺气、通经络。

服药 14 剂，未再发热，咳嗽缓解，仍有皮肤紧绷，时有雷诺现象发作，喜暖怕凉，纳眠可，二便调。舌淡红，苔薄白，脉沉细。

处方：

黑附片 15g 先煎		干姜 10g	甘草 10g
熟地黄 30g	水蛭 10g	穿山甲 10g	白芥子 6g
丹参 20g	丝瓜络 10g	王不留行 20g	
桂枝 10g	腥藤 30g	淫羊藿 15g	片姜黄 15g
白花蛇舌草 30g		半枝莲 15g	

【按】《内经·痹论》中说："诸痹不已，亦益内也，"说明痹证久客于肌肤，逐渐向内侵袭进展，波及内脏。"凡痹之客五脏者，肺痹者，烦满喘而呕。"此患者为系统性硬化症继发肺间

质纤维化，就诊表现以"肺痹"为主，出现发热、咳嗽、气短、恶寒。此为肺气亏虚、肺卫不固，风寒之邪乘虚侵袭，痹阻皮肤、筋脉，内传于肺。方以通宣理肺丸加减。"治病必求于本"，不论疾病如何转归，终以脾肾阳虚为根本，周乃玉教授重视脾肾阳气在疾病中的作用。此患者仍以四逆汤合阳和汤加减以善后，并且注重药物配伍。喜用穿山甲配白芥子，白芥子走气分，穿山甲行血分，白芥子豁皮里膜外之痰，通行经络。穿山甲走皮窜肉，活血止痛，对于痰瘀互结之症，尤为适宜，能直达病所，二药相须为用，常起奇效。白花蛇舌草、半枝莲解毒化湿，不仅可制约姜、附之性，且可起到免疫调节作用。

病案4

冯某，女，52岁。

病史： 患者1年余前无明显诱因出现双手指、足趾遇冷或情绪紧张时变白、变紫、潮红等颜色改变，起初未予以重视，只是自行保温，但上述症状时有反复发作。半年前出现手指肿胀，颜面皮肤紧绷、光亮。在某三甲医院就诊，查抗核抗体为核仁型1：320，抗Scl–70抗体（＋），余抗ENA抗体（－），诊断为系统性硬化症，予美卓乐16mg qd、甲氨蝶呤7.5mg qw、秋水仙碱0.5mg qd、雷公藤多苷片20mg tid及洛丁新10mg qd、拜阿司匹林0.1g qd治疗，病情无明显好转。患者担心病情进一步恶化及药物不良反应，心情焦躁抑郁，睡眠差，并自行停服甲氨蝶呤、雷公藤多苷片、秋水仙碱，美卓乐很快减为4mg qd维持。近2周上腹胀满，时有疼痛，反酸烧心，仍有手指肿胀，面部紧绷，时有雷诺现象发作，怕风怕冷，纳食少，眠差，二便调。

体格检查：面部皮肤光亮，口周放射纹，颈部皮肤增厚，双手指、足趾皮温低，双手指肿胀，握拳受限，余关节（–）。舌淡胖，苔白略厚，脉弦细。

辅助检查：抗核抗体为核仁型1：320，抗Scl–70抗体（＋），余抗ENA抗体（–）。类风湿因子、抗CCP抗体、血清补体、免疫球蛋白、C反应蛋白、血沉均正常。

西医诊断：系统性硬化症。

中医诊断：痹证。

辨证：肝郁克脾，痰瘀交阻。

治法：疏肝健脾，化痰逐瘀。

处方：柴胡半夏龙骨牡蛎甘草汤合四君子汤加减。

柴胡10g	半夏曲10g	生龙骨30g	生牡蛎30g
甘草10g	党参15g	炒白术10g	茯苓15g
厚朴10g	竹茹6g	凤凰衣10g	佛手10g
丹参15g	仙茅6g	淫羊藿15g	巴戟天15g

服药14剂，反酸、纳食、情绪均较前好转，仍有雷诺现象，皮肤、手指肿胀，颈部皮肤增厚，二便调。舌淡红，苔薄白，脉细。

处方：前方去凤凰衣、竹茹，加穿山甲10g，炒白芥子6g化痰逐瘀。

服药14剂，反酸、烧心、上腹胀痛缓解，仍有雷诺现象，皮肤、手指肿胀，颈部皮肤增厚，二便调，舌淡红，苔薄白，脉沉细。

处方：四君子汤合二仙汤加减。

生黄芪20g	炒白术10g	茯苓15g	生甘草10g
仙茅6g	淫羊藿15g	熟地黄30g	白芍20g

丹参 15g　　白梅花 10g　桂枝 10g　　全蝎 6g

水蛭 6g　　穿山龙 30g　白鲜皮 10g

【按】《素问·四气调神大论》中曰："是故圣人不治已病治未病，不治已乱治未乱"，《金匮要略》中云："夫治未病者，见肝之病，知肝传脾，当先实脾，四季脾旺不受邪，即勿补之"。本患者本有脾肾不足，外受邪气而发病。但未及时治疗，担心病情进展，长期忧思郁怒伤肝，肝郁气滞。此时在原有疾病基础上出现脾胃不足症候（患者未进一步检查，考虑存在系统性硬化症消化道受累）。肝属木，脾属土，土虚木乘，周乃玉教授正是抓住这一特点，在疏肝理气的同时，加用大量健脾益气之品，防止病邪进一步深入。肝气疏，脾气旺，则病自愈。周乃玉教授始终不忘脾肾不足之本，要以健脾补肾长期调理，运用四君子汤合二仙汤、四物汤加减，"正气存内，邪不可干"。

（十）产后风湿

病案 1

杨某，女，27 岁。2009 年 1 月 5 日初诊。

病史：3 个月前顺产 1 子。产后感受风寒，双肩关节疼痛，双臂上举受限。逐渐累及双手指间关节、双肘，颈肩背部怕风怕凉，双足底发凉。睡眠差，食欲欠佳，时感心中烦闷、委屈感。月经未至。尚哺乳。

舌脉：舌淡红边有齿痕，苔薄白，脉弦细。

中医诊断：产后身痛。

辨证：气血两亏，经脉失养。

治法：气血双调，散寒除湿。

处方：柴胡桂枝汤。

柴胡 10g	半夏 10g	黄芩 10g	甘草 10g
桂枝 10g	白芍 20g	生姜 10g	大枣 10g
香附 10g	丹参 10g	沙参 10g	威灵仙 10g
防风 10g	防己 10g	熟地黄 15g	龙眼肉 10g

服药 1 个月，症状减轻。

【按】产后风湿症在西医中无此疾病诊断，常归结于关节风湿症之中，病人因产后气血亏虚，感受风寒湿邪导致，因各项化验检查均正常，故西医无药物治疗。患者症状明显，感受痛苦，中药治疗常可取得很好疗效。患者产后，往往气血大伤，筋脉失于濡养，治疗上要调理气血，气行血畅则经脉自通。柴胡桂枝汤为《伤寒杂病论》中方剂，是小柴胡汤和桂枝汤合方，小柴胡汤为调气的代表方，桂枝汤为和营代表方，两方合用，一调气一调血，使气血营卫调和。再加用龙眼肉补益气血，防己、防风祛风散寒除湿，丹参活血，香附理气，共奏气血双调、散寒除湿之功。

病案 2

高某，女，27 岁。2010 年 7 月 1 日初诊。

病史：2 个月前剖宫产后周身关节痛，肩、膝、腕、踝、手指、腰背疼痛。近 6 天关节疼痛加重，怕风怕冷明显，心烦急躁，纳呆，少寐多梦，二便调。辅助检查：各项免疫指标均正常。

舌脉：舌质淡胖苔薄白，脉沉细。

中医诊断：产后身痛。

辨证：肝郁脾虚，脉络闭阻。

治法：健脾疏肝，通络止痛。

处方：
生黄芪 20g	大枣 15g	白术 10g	甘草 10g
白芥子 6g	穿山甲 10g	桂枝 10g	柴胡 10g
生龙骨 30g	生牡蛎 30g	半夏 10g	白芍 20g

服药 7 剂，复诊，关节疼痛有所减轻，汗出减少，腰背疼痛。舌质淡胖，苔薄白，脉沉细。

处方：
生黄芪 20g	大枣 15g	白术 10g	甘草 10g
白芥子 6g	穿山甲 10g	桂枝 10g	柴胡 10g
生龙骨 30g	生牡蛎 30g	半夏 10g	白芍 20g
防风 10g	桑寄生 30g		

再服 14 剂，复诊，汗出恶风、心烦少寐明显缓解。关节、腰背疼痛减轻，舌质淡胖，苔薄白，脉沉细。

处方：
柴胡 10g	半夏 10g	白术 10g	防风 10g
甘草 10g	姜黄 10g	白芍 20g	桂枝 10g
生黄芪 20g	穿山甲 10g	杜仲 10g	生牡蛎 30g
生龙骨 30g			

再服 14 剂，诸症均减。

【按】产后风湿多由气血不足，脏腑虚损，外受风寒湿邪，邪气痹阻经络关节，筋脉骨骼失于濡养所致。《经效产宝》曰："产后中风，由产伤动气血，劳损脏腑，未平复起早劳动，气虚而风邪气乘之，故中风。"又有《叶天士女科》云："产后遍身疼痛，因气血走动，升降失常，留滞于肢节间，筋脉引急。"周乃玉教授以柴胡加龙骨牡蛎汤通利枢机，疏肝止烦；合黄芪桂枝五物汤益气养血，调和营卫，配以穿山甲、白芥子通络止痛。全方使气机通畅，血脉条达，痹痛自除。

病案 3

马某，女，31 岁。

病史：2 年前生产后周身关节疼痛，酸楚，双手胀痛，足跟痛，乏力，汗出，怕风怕冷，腰痛，纳可，二便调。

舌脉：舌淡苔薄白，脉沉细。

辅助检查：血沉 6mm/h，类风湿因子（−）。手关节 X 线片（−）。

中医诊断：产后身痛。

辨证：脾肾阳虚，寒湿阻络。

治法：温补脾肾，散寒除湿，通络止痛。

处方：真武汤合桂枝汤加减。

黑附片 10g	茯苓 20g	生黄芪 20g	白术 10g
当归 10g	白芍 20g	防风 10g	桂枝 10g
穿山甲 10g	白芥子 6g	甘草 10g	大枣 10g
生姜 3 片			

服药 7 剂，诸关节疼痛减轻，怕风减轻，腰痛减轻，怕冷明显。舌淡红，苔薄白，脉沉细。

处方：

黑附片 10g	巴戟天 20g	生黄芪 20g	白术 10g
当归 10g	淫羊藿 10g	防风 10g	桂枝 10g
穿山甲 10g	白芥子 6g	熟地黄 10g	仙茅 10g
甘草 10g	穿山龙 30g		

服药 14 剂，关节疼痛时轻时重，乏力，怕冷，腰痛，汗出多，大便溏。

处方：

生黄芪 20g	炒白术 15g	防风 10g	炒山药 10g
茯苓 20g	女贞子 15g	杜仲 10g	熟地黄 20g
穿山甲 10g	白芥子 6g	生鹿角 10g	生黄芪 20g

　　浮小麦 30g　骨碎补 10g

　　【按】《经效产宝·产后中风方论》中有曰:"产后中风,身体疼痛,四肢弱不遂……"临床以风寒湿三痹为多见。《医方类聚》云:"夫产后中风,筋脉四肢挛急者,是气血不足,脏腑俱虚,日月未满,而起早劳役,动伤脏腑,虚损未复,为风邪所乘,风邪冷气初客于皮肤经络,则令人顽痹不仁,羸乏少气,风气入于筋脉,挟寒则挛急也。"若日久不治或失治误治,每可致顽证痼疾,经久不愈。盖产后血气大伤,经脉空虚,"不荣则痛""营不和则不仁"。在妊娠期间,大量气血濡养胞胎,瓜熟蒂落后,气血损伤,腠理空疏,肌肉、关节及筋脉失荣,疼痛、酸楚、麻木等症随之可见,若稍有风寒湿等邪侵袭,即可使痹证重于一般。然此时孟浪从事,祛风除湿等药杂施,掺以补虚化瘀之味,辨证不清,施治无则,方药杂乱,鲜有效果,犯虚虚之弊。而应扶正气,补脾肾,调和气血营卫,疏通经络。

　　病案 4

　　赵某,女,27 岁。

　　病史:半年前生产后出现周身关节疼痛,以双肩、肘、膝关节,手指小关节以及后背窜痛为主,汗出恶风,心烦少寐。辅助检查:C 反应蛋白(-),血沉(-),类风湿因子(-),ANA(-)。

　　舌脉:舌质淡胖,苔薄白,脉弦细。

　　中医诊断:产后身痛。

　　辨证:气血不足,营卫失调。

　　治法:健脾疏肝,调和营卫。

　　处方:生黄芪 20g　当归 10g　　甘草 10g　　白芍 20g

白芥子 6g　　穿山甲 10g　　桂枝 10g　　大枣 10g

柴胡 10g　　半夏 10g　　生龙骨 30g　生牡蛎 30g

白术 10g

服药 7 剂，关节肌肉疼痛有所减轻，汗出怕冷，乏力。舌质淡胖，苔薄白，脉沉细。

处方：生黄芪 20g　当归 10g　　甘草 10g　　白芍 20g

白芥子 6g　　穿山甲 10g　　桂枝 10g　　白术 10g

柴胡 10g　　半夏 10g　　生龙骨 30g　生牡蛎 30g

淫羊藿 15g　补骨脂 10g

更服 7 剂，疼痛明显减轻，汗出减少，乏力减轻，心烦减轻，腰背疼痛。舌质淡胖，苔薄白，脉沉细。

处方：生黄芪 20g　当归 10g　　甘草 10g　　白芍 20g

白芥子 6g　　穿山甲 10g　　桂枝 10g　　杜仲 10g

柴胡 10g　　半夏 10g　　生龙骨 30g　生牡蛎 30g

淫羊藿 15g　补骨脂 10g　骨碎补 10g

【按】《经效产宝》载："产后中风，由产伤动气血，劳损脏腑，未平复起早劳动，气虚而风邪气乘之，故中风。"可知妇女妊娠，气血随胎衣而下，脏腑亏损。《叶天士女科》又云："产后遍身疼痛，因气血走动，升降失常，留滞于肢节间，筋脉引急。"黄芪桂枝五物汤具有益气温经、和血通痹之功，擅长治疗气血不足之痹证。而柴胡龙骨牡蛎汤既能疏通气机，通利关节，又有很好的清热除烦之力，其方中柴胡、桂枝、黄芩和里解外，以治寒热往来、身重；龙骨、牡蛎、铅丹重镇安神，以治烦躁惊狂；半夏、生姜和胃降逆；大黄泄里热，和胃气；茯苓安心神，利小便；人参、大枣益气养营，扶正祛邪。周乃玉教授常常巧妙应用柴胡剂治疗风湿痹证。两方合用可使气机通畅，经脉畅达，痹痛自除。同时方中穿山甲配伍白芥子，加强通络止痛之力。

病案5

薛某，女，29岁。2015年7月4日初诊。

病史：5个月前剖宫产后周身关节肌肉疼痛，近2周关节疼痛加重，怕风怕冷，骨节酸痛，月经量多，头晕气短乏力，二便调。

舌脉：舌质淡胖，苔薄白，脉沉细。

辨证：气血亏虚，脉络闭阻。

治法：益气养血，通络止痛。

处方：

生黄芪20g	当归10g	甘草10g	防风10g
白芥子6g	穿山甲10g	熟地黄20g	白芍20g
补骨脂10g	骨碎补10g	鹿角胶10g烊化	
阿胶10g烊化			

7剂后关节肌肉疼痛有所减轻，汗出怕冷，乏力。舌质淡胖，苔薄白，脉沉细。

处方：

生黄芪30g	当归10g	甘草10g	防风10g
白芥子6g	穿山甲10g	熟地黄20g	白芍20g
补骨脂10g	骨碎补10g	鹿角胶10g烊化	
阿胶10g烊化	淫羊藿15g	桂枝10g	白术10g

14剂后疼痛明显减轻，汗出减少，腰背疼痛，乏力减轻。舌质淡胖，苔薄白，脉沉细。

处方：

生黄芪30g	当归10g	甘草10g	白芍20g
白芥子6g	穿山甲10g	熟地黄20g	阿胶10g烊化
补骨脂10g	骨碎补10g	桂枝10g	白术10g
淫羊藿15g	杜仲10g		

14 剂后症状明显减轻。

【按】患者生产气血大伤，无以充养肌肉关节，外受风寒之邪气，闭阻经脉，气血运行不畅，不通则痛。治疗产后风湿，调补气血为先，用药注意寒热平衡，过寒则冰伏血瘀，过热则伤津动血。要重视脾胃，脾胃强健则五脏六腑俱旺，气血充足则筋脉关节得养。疾病初期多以正虚为主，可用功专力宏的补药；后期经络不通为主，治宜侧重化瘀通络，选活血养血之品。

（十一）结节红斑

李某，男，62岁。

病史：患结节红斑2年余，间断加重，以下肢为主，局部暗红，有压痛，双膝关节痛，轻度肿胀，怕冷，纳可，二便调。

舌脉：舌淡苔白，脉沉细。

辨证：寒湿痹阻。

治法：散寒除湿，活血通络。

处方： 独活10g　桑寄生30g　甘草10g　川牛膝15g
怀牛膝15g　穿山甲6g　白芥子6g　白芍20g
木瓜10g　生黄芪30g　当归10g　防风10g
防己10g　莪术10g　全蝎6g　百部15g
白花蛇舌草30g

二诊：服药7剂后下肢新起结节红斑减少，原有红斑减轻，双膝关节痛减轻，肿胀未消，舌淡，苔白，脉沉细，调整原方。

处方： 独活10g　桑寄生30g　甘草10g　川牛膝15g
怀牛膝15g　穿山甲6g　白芥子6g　白芍20g
泽兰10g　泽泻15g　生黄芪30g　当归10g
防风10g　防己10g　莪术10g

全蝎 6g　　　百部 15g　　　白花蛇舌草 30g

【按】结节红斑是风湿性疾病的常见症状，可出现在多种疾病中。结节红斑的出现是邪气盛的表现，其病因病机主要有湿热痹阻、寒湿痹阻及痰瘀互结，辨证当依据全身症状及舌脉。本案之结节红斑属寒湿痹阻，寒湿之邪郁结皮下。气滞血瘀，形成结节，以独活寄生汤散寒除湿，山甲、莪术、白芥子，逐瘀化痰，更配以周教授善用之百部、全蝎，使寒湿得祛，脉络则通，郁结得散。

（十二）其他

1. 结缔组织病

康某，女，25 岁。2008 年 10 月 6 日初诊。

病史：1 年前受凉后出现右肘关节疼痛，无肿胀，伸直受限，活动后疼痛减轻，未系统诊治。半年前出现双手指端遇冷变白、变紫、变红，双手近端指间关节、掌指关节、腕、膝、踝、跖趾关节肿痛，晨僵 10 分钟，发热，体温最高 38℃，无咽痛、咳嗽、咳痰，无腹痛、腹泻，无尿频、急、痛。外院查 ANA 1∶320，类风湿因子增高，未确诊。后逐渐出现双肩关节疼痛，活动受限。门诊查 ANA 1∶3200，抗 ds-DNA 抗体（－），抗 Sm 抗体（＋），抗 U_1-RNP 抗体（＋），血常规白细胞总数 $3.68×10^9$/L，IgG 24.4g/L，类风湿因子 125IU/mL，血沉 34mm/h。刻下症：双膝关节疼痛，活动后加重，右手第 2～3 近端指间关节、掌指关节肿痛，腕、肘、肩关节疼痛，晨僵 10 分钟，无发热，关节怕风怕凉，双手指端遇冷变色，无眼干口干，无皮疹，无光过敏及脱发，无口腔溃疡，无头痛头晕，无视物模糊，无乏力气短，时有恶心，纳眠可，二便正常。

舌脉：舌淡苔白腻，脉沉。

西医诊断：结缔组织病。

中医诊断：痹证。

辨证：肝脾肾虚，湿热闭阻。

治法：健脾补肾，清热除湿，通络止痛。

处方：生黄芪 10g　白术 10g　　桂枝 10g　　片姜黄 10g

　　　　白芍 15g　　桑枝 20g　　金银藤 20g　泽兰 10g

　　　　白鲜皮 15g　防己 15g　　甘草 10g　　木瓜 10g

配合西药：强的松 30mg qd，羟氯喹 0.2g bid。

1 个月后激素逐渐减量，继用羟氯喹。关节肿痛消失，仍有双手指端遇冷变色，略感乏力。舌淡暗苔黄厚腻，脉沉细。

处方：生黄芪 15g　桂枝 10g　　白芍 20g　　甘草 10g

　　　　丹参 15g　　沙参 10g　　土茯苓 15g　赤芍 15g

　　　　防风 10g　　防己 10g　　片姜黄 10g　熟地黄 15g

　　　　肉桂 5g　　　黄柏 10g　　知母 10g

药后病情平稳，无关节肿痛，雷诺现象发作较前明显减少。舌淡，苔白略腻，脉沉。

处方：柴胡 10g　　半夏曲 10g　黄芩 10g　　甘草 10g

　　　　桂枝 10g　　丹参 15g　　沙参 10g　　白芍 20g

　　　　续断 10g　　炒白术 10g　片姜黄 10g　防己 10g

　　　　香附 10g　　茯苓 15g　　土茯苓 30g

【按】结缔组织病是一种复杂的自身免疫病，常以多系统损害为表现，西医治疗往往以激素加免疫抑制剂为主，其激素用量往往较大，在激素减量过程中常出现疾病反复，治疗中若加用中药辨证施治，不仅可以改善症状，控制疾病进展，同时可以很好地改善激素及免疫抑制剂的毒副作用。本患者有关节肿痛，伴发热，双手指端遇冷变色，为肝脾肾虚，湿热痹阻，治疗健脾补肾，清热除湿。待病情平稳后以和解之剂柴胡剂治疗，使气血通调。

2. 纤维肌痛综合征

病案 1

白某，女，44 岁。2008 年 12 月 2 日初诊。

病史：1 年前无明显诱因出现周身疼痛，无关节肿胀及活动困难。怕风怕凉。疲乏无力，食欲减退，睡眠差，体重减轻约 3kg。平素精神状态较差，心情烦闷。化验：血常规、血沉、免疫 1+4 及抗核抗体均正常。查体：颈、背、胸、腰、臀、膝等部位 9 对压痛点中有 12 个有压痛。

舌脉：舌淡红苔薄白，脉弦细。

西医诊断：纤维肌痛综合征。

中医诊断：痹证。

辨证：脾虚肝郁。

治法：健脾疏肝。

处方：逍遥散加减。

柴胡 10g	白芍 20g	当归 10g	茯苓 15g
白术 10g	生黄芪 20g	桂枝 10g	香附 10g
穿山甲 10g	甘草 10g	炒酸枣仁 12g	
夜交藤 15g			

服药 2 周后复诊，疼痛略有减轻，睡眠有所好转。舌脉同前。继用上方加丹参 15g，沙参 10g。再服 1 个月，症状明显缓解，继用上方治疗，3 个月后诸症消失。

【按】纤维肌痛综合征是一种非关节性风湿病，临床表现为肌肉骨骼系统多处疼痛及发僵，并在特殊部位有压痛点。西医发病机制不清，文献报道与睡眠障碍、神经递质分泌异常及免疫紊乱有关，常见于女性。本病人为中年女性，周身疼痛，特殊压痛点阳性，诊断纤维肌痛综合征。伴精神状态差、疲乏无力、食欲减退、睡眠差，为脾虚肝郁之证。逍遥散功用健脾疏肝，加用黄芪增加健脾益气之功，桂枝通阳散寒并为引经之药。穿山甲搜风通络，酸枣仁、夜交藤安神。

病案2

李某，女，41岁。2015年6月1日初诊。

主诉：周身疼痛半年。

病史：半年前出现周身疼痛，以颈、胸、背、肩、臀部为重，僵硬，乏力，睡眠差，诊断"纤维肌痛综合征"，现周身疼痛明显，僵硬，活动受限，少寐多梦，乏力，月经量少，二便调。

舌脉：舌淡红，苔薄白，脉沉细。

理化检查：AKA（-），APF（-），类风湿因子（-），手X线片示（-）。

西医诊断：纤维肌痛综合征。

中医诊断：痹证。

辨证：肝郁脾虚，经络闭阻。

治法：疏肝解郁，通络止痛。

处方：

生黄芪20g	当归10g	甘草10g	桂枝10g
白芍20g	穿山甲10g	白芥子6g	片姜黄10g
柴胡10g	生龙骨30g	生牡蛎30g	半夏10g
防风10g			

服药7剂后周身疼痛稍有减轻，僵硬不缓解，心烦少寐多梦，乏力，二便调。舌淡红，苔薄白，脉沉细。

处方：生黄芪 20g　当归 10g　甘草 10g　桂枝 10g

白芍 20g　穿山甲 10g　白芥子 6g　片姜黄 10g

柴胡 10g　生龙骨 30g　生牡蛎 30g　半夏 10g

防风 10g　全蝎 6g　香附 10g

更服 7 剂，周身疼痛明显减轻，僵硬有所缓解，心烦少寐多梦，乏力减轻，二便调。舌淡红，苔薄白，脉沉细。

处方：生黄芪 20g　当归 10g　甘草 10g　桂枝 10g

白芍 20g　穿山甲 6g　白芥子 6g　首乌藤 15g

柴胡 10g　生龙骨 30g　生牡蛎 30g　半夏 10g

防风 10g　全蝎 6g　秦艽 10g　穿山龙 30g

【按】纤维肌痛综合征是一种非关节性风湿病，临床表现为肌肉骨骼系统弥漫性疼痛与发僵，并在特殊部位有压痛点，同时伴有疲劳、睡眠障碍等。发病与肝郁脾虚密切相关。《内经博议》云："凡七情过用，则亦能伤脏气为痹，不必三气入舍于其合也。"七情太过，肝失疏泄，气机郁滞，血行痹阻，不能周流濡养全身而作痛；肝郁日久化火，焦虑易怒，火扰心神则难眠；木乘脾土，致脾脏运化失职，气血化生无源，不能充养四肢肌肉，故疲乏无力。研究显示，肝郁脾虚证与神经、内分泌、免疫等功能失调密切相关。该患者肝郁脾虚，感受外邪，经络闭阻，气血运行不畅，不通则痛，以柴胡加龙骨牡蛎汤加减疏肝解郁，通络止痛。

3. 白塞氏病

病案 1

周某，男，40 岁。2009 年 8 月 20 日初诊。

病史：患者 2 个月前感冒后诱发咽喉、二阴多发溃烂，双眼干涩，视物模糊，肌肉痛，皮肤疖疮，伴发热，午后热甚，心烦汗出，唇红干裂，咽干口渴，乏力便溏。查体：面色浮红，双目红赤，口唇内及牙龈部位可见溃疡2～3处，阴茎及肛周可见2处溃疡，双下肢皮肤花白，小腿可见散在条状紫暗斑块，触之硬痛。

舌脉：舌暗胖苔黄腻，脉弦滑。

中医诊断：狐惑。

辨证：湿热浊毒弥漫，耗伤气血。

治法：清热除湿，通络降浊。

处方：

苍术 10g	黄柏 10g	苦参 10g	青黛 6g
蒲公英 15g	猪苓 15g	土茯苓 30g	黄芩 10g
黄连 5g	赤芍 15g	瓜蒌 15g	生地黄 15g
金银花 10g	玄参 10g	甘草 10g	

用药1周，热退汗止，溃疡面减少。上方加用生黄芪15g，桂枝6g，白芍15g，丹参15g，继用2个月，症状基本消失。

【按】白塞氏病在中医古典医籍中有相似症状记载，病名为"狐惑"。为湿热浊毒弥漫三焦，治疗上要应用大剂量清热解毒药。因此应用大量的蒲公英、土茯苓、青黛、赤芍、生地黄、金银花、玄参、甘草清热解毒，苍术、黄柏、苦参、黄芩、黄连清热燥湿。用药后期注意气阴两伤，因此治疗中勿忘顾护正气，可选用生黄芪、白术、白芍等，另外可加用丹参活血养血。

病案2

郭某，男，29岁。2015年9月12日初诊。

病史：反复口腔溃疡10年，阴部溃疡6年，关节周围结节红斑2年，膝、颈、关节痛1年，针刺反应1年，间断服强的松20mg/d，现关节痛，口腔溃疡，结节红斑，大便秘结。既往史：结核性胸膜炎史，已愈。查血沉 58mm/h。

舌脉：舌红苔白，脉沉细。

西医诊断：白塞氏病。

中医诊断：狐惑。

辨证：湿毒内蕴，脉络闭阻。

治法：祛湿解毒，活血通络。

处方：

白鲜皮 15g	蛇床子 10g	甘草 10g	穿山甲 10g
白芥子 6g	生黄芪 20g	白芍 20g	赤芍 20g
凤凰衣 10g	当归 10g	丹参 15g	玄参 15g
百部 10g	全蝎 6g	防风 10g	生地黄 10g
熟地黄 10g	白花蛇舌草 30g		

服上方 14 剂，关节疼痛减轻，溃疡同前，口苦，喜饮，大便秘结。舌红，苔黄，脉沉细。

处方：

酒大黄 10g	白鲜皮 15g	蛇床子 10g	甘草 10g
穿山甲 10g	白芥子 6g	生黄芪 20g	白芍 20g
赤芍 20g	凤凰衣 10g	当归 10g	丹参 15g
玄参 15g	百部 10g	全蝎 6g	
白花蛇舌草 30g		黄柏 10g	

再服 14 剂，关节疼痛减轻，溃疡减轻，红斑减少，大便正常。舌淡红，苔黄，脉沉细。

处方：

酒大黄 10g	白鲜皮 15g	甘草 10g	穿山龙 30g
穿山甲 10g	白芥子 6g	生黄芪 20g	白芍 20g
赤芍 20g	凤凰衣 10g	当归 10g	丹参 15g
玄参 15g	百部 10g	全蝎 6g	
白花蛇舌草 30g		桂枝 6g	

服上方 2 周后症状基本消失。

【按】白塞氏病是一种自身免疫性疾病，临床表现复杂，且反复发作。中医辨证分型可分为六类，热毒蕴结，湿热壅盛，阴虚热郁，气虚湿热，肝肾阴虚，脾肾阳虚。在疾病急性期，以邪实为主，湿热、湿毒为主要病邪，当清热利湿，泻火解毒；在相对稳定期，本虚标实，热盛伤津，当养阴清热生津；病至后期，脾肾两虚，肝肾不足，当健脾补肾，滋补肝肾。周教授强调在疾病自始至终均有湿热、湿毒之邪，所以利湿解毒药要贯穿各证型。本患者湿毒内蕴，痹阻经络，气血运行不畅，留注关节，不通则痛。

4.关节痛

病案1

马某，女，38岁。2008年11月20日初诊。

病史：1年半前夏季汗后吹空调受凉，右肩关节疼痛，活动费力，在外院查各项免疫指标均正常，外用膏药及针灸治疗1月余症状减轻。1个月前劳累后症状复发，逐渐出现双肩、颈椎及肩胛部酸痛，怕风怕凉明显，活动正常，手足怕凉，关节无明显肿胀及疼痛。晨起略感发僵，活动1～2分钟即可缓解。疲乏，无明显汗出。夜眠欠佳。查血沉9mm/h。免疫1+4均正常。抗核抗体（–）。

舌脉：舌淡红有齿痕，苔薄白，脉沉细。

西医诊断：关节痛原因待查。

中医诊断：痹证。

辨证：气血不足，寒湿闭阻。

治法：调理气血，散寒除湿。

处方：柴胡桂枝汤加减。

柴胡10g　　黄芩10g　　半夏10g　　桂枝10g

白芍 20g	甘草 10g	大枣 10g	生姜 3 片
威灵仙 15g	穿山甲 10g	白芥子 6g	首乌藤 15g
香附 10g	党参 10g	炒白术 10g	

药后 2 周复诊，仍感肩背部冷痛，后背发凉，疲乏减轻，夜眠好转。舌淡苔薄白，脉沉细。辨证同前。

治法：散寒除湿，通络止痛。桂枝附子汤加减。

处方：黑附片 15g先煎   熟地黄 20g   甘草 10g

桂枝 10g   白芍 20g   威灵仙 15g   防风 10g

防己 10g   柴胡 10g   生黄芪 20g   白术 10g

穿山甲 10g   白芥子 6g   白花蛇舌草 30g

穿山龙 15g   香附 10g

药后 2 周再次复诊，冷痛均减，继服上方，1 个月后症状明显减轻。

【按】中年女性，夏季汗后当风，腠理开，风寒之邪直入，经络痹阻。属气血营卫失调，寒湿痹阻之证。因此治疗要以调和营卫气血为主。柴胡桂枝汤为仲景之方，以小柴胡汤与桂枝汤合方而成，小柴胡汤主调气，为和解少阳主方；桂枝汤为太阳经主方，主调血和营，二方合用为治疗太少并病的常用方剂。待患者营卫气血调和后再以散寒除湿为法，此时应用桂枝附子汤加减，附片大辛大热之品，可横扫十二经之阴寒，主温经散寒，佐以熟地黄、甘草、芍药缓解附子之毒。桂枝汤使寒邪从表而解，祛邪外出。防风防己祛风除湿。生黄芪、白术健脾益气，扶正以祛邪。穿山甲、白芥子为一组对药，穿山甲走血分、白芥子走气分，二药合用，善治风湿之邪。配以柴胡、香附有气行则血畅之意。威灵仙善除风湿，又为引经之药。

病案 2

刘某，女，32 岁。2010 年 3 月 2 日初诊。

病史：患者双手近端指间关节疼痛近 1 年，双腕、双手第 3 近端指间关节、肘关节肿胀，怕凉明显。双膝肿痛，无晨僵，无发热，无口干眼干，纳眠可，二便正常。门诊查血沉 5mm/h，类风湿因子（-）。双手正位片示：双手诸骨骨质疏松，未见明显骨质破坏。

舌脉：舌淡红苔薄白，脉沉细。

西医诊断：关节痛。

中医诊断：痹证。

辨证：气血失调，寒湿闭阻。

治法：温补肾阳，调理气血。

处方：

柴胡 10g	半夏 10g	党参 10g	桂枝 10g
白芍 20g	生甘草 10g	大枣 10g	生姜 3 片
肉桂 6g	黄柏 10g	威灵仙 15g	片姜黄 15g
白花蛇舌草 30g		白鲜皮 20g	

服药 1 周复诊，患者自感症状减轻，怕凉好转，近日口干，偶有口腔溃疡，疼痛。舌脉如前。

处方：

柴胡 10g	半夏 10g	黄芩 10g	桑枝 30g
白芍 20g	甘草 10g	生黄芪 15g	肉桂 6g
黄柏 10g	淫羊藿 15g	威灵仙 15g	片姜黄 15g
白花蛇舌草 30g		防风 10g	凤凰衣 10g
青果 10g			

【按】患者为中年女性，年少时身体较弱，平素怕凉，肾阳不足，因此应用了肉桂、淫羊藿等药温补肾阳。佐以黄柏防止药物过于温热。然全方仍以调和气血之柴胡剂为主要方，柴

胡桂枝汤加减。柴胡桂枝汤为《伤寒杂病论》中方剂，是小柴胡汤和桂枝汤合方，小柴胡汤为调气的代表方，桂枝汤为和营代表方，两方合用，一调气一调血，使气血营卫调和。经脉之气血畅达则痹证自愈。因此方药取得很好效果。二诊时患者出现口干、溃疡等症状，加青果、凤凰衣等药滋阴清热，这两味药为一组对药，周老师常常将之应用于虚热导致的口干、口腔溃疡等，疗效肯定。

二、杂病

（一）焦虑抑郁

病案 1

周某，女，48岁。2010年3月15日初诊。

病史：患者近2个月全身怕凉，多关节窜痛，乏力，时感心悸，脾气急躁，情绪欠佳。无明显关节肿胀，无活动受限。无口干眼干，无脱发，无明显口腔溃疡，无雷诺现象，偶感头昏沉。食欲欠佳、夜眠差，入睡困难，大小便可。曾在外院行心电图等检查未见异常。诊断为"焦虑抑郁状态"，服用抗焦虑抑郁西药，患者畏惧西药副作用，仅服用1天自行停药，来我院就诊。查舌淡红边齿痕苔薄白，脉沉细。初诊查相关免疫指标，血沉、C反应蛋白及类风湿因子均正常，抗核抗体（－）。

西医诊断：焦虑抑郁状态。

中医诊断：痹证。

辨证：气血失调，营卫不和。

治法：健脾益气，调和气血。

处方：柴胡 10g   半夏 10g   黄芩 10g   甘草 10g

        白芍 10g   生龙骨 20g   生牡蛎 20g   党参 10g

当归10g 益母草10g 香附10g 茯神15g

生白术10g 炒酸枣仁10g

二诊，服药2剂后自感全身怕凉、关节窜痛明显减轻，无明显心悸，乏力好转，夜眠好转。现偶有关节窜痛，行走后乏力。舌脉同前。再以上方加减。

处方：柴胡10g 半夏10g 丹参15g 甘草10g

白芍10g 生龙骨30g 生牡蛎30g 党参10g

当归10g 益母草10g 香附10g 茯神15g

生白术10g 炒酸枣仁10g 远志10g

生黄芪15g

2周后三诊，症状明显减轻，要求再服药巩固，继用上方加减。

【按】患者绝经期前后女性，怕凉、关节痛症状往往考虑肝肾亏虚，寒湿闭阻，治疗上以补益肝肾为主。然该病人怕凉、关节痛为自觉症状，无明显关节肿胀及活动受限，化验检查均正常。而患者心悸、脾气急躁、情绪差、睡眠差等症状明显，考虑患者气血失和，脾虚肝郁，治疗上以柴胡加龙骨牡蛎甘草汤调和气血，同时应用党参、茯苓、生黄芪等健脾益气，少佐炒酸枣仁、远志等养心安神，疗效明显。周老师在治疗风湿病中擅长应用柴胡剂，就兼有气郁的患者应用柴半龙牡汤，效果非常明显。因此悟出对风湿痹证的治疗除了祛邪、扶正这两大重要治法外，调和气血也是一条很好的思路，"气调血顺，痹证自除"。

（二）垂体瘤

杜某，女，32岁。2014年1月28日初诊。

主诉：面肿、腹胀2年，加重4个月。

现病史：2年前开始颜面浮肿，今年1月份浮肿加重，伴腹胀，两目发胀，纳呆，乏力，月经量少，2个月一行，伴有高血压、高血脂、高血糖。既往体健。

舌脉：舌质暗，边有齿痕，苔白，脉沉细。

影像检查：MRI示垂体微腺瘤。

西医诊断：垂体微腺瘤。

中医诊断：水肿。

辨证：脾肾不足。

治法：健脾补肾，利水活血。

处方：黑附片10g 先煎　　　　麻黄5g　　　白芍20g

　　　甘草10g　　生黄芪20g　丹参15g　　知母30g

　　　防己10g　　熟地黄15g　酒大黄10g　茯苓块15g

　　　茯苓皮15g

服药7剂后面部浮肿减轻，腹胀减轻，纳食较前增加，大便畅。舌质暗，舌苔白，边有齿痕，脉沉细。

将上方麻黄加为10g，加水蛭6g，穿山甲6g，再服14剂，症状基本消失。

【按】该患者为脾肾不足，无以温阳化水，水湿内停，与瘀血互结，饮邪上犯，故颜面肿，饮停中焦，故腹胀。用真武汤温肾助阳，运化水湿。真武汤出自《伤寒论·辨少阴病脉证并治》，主治肾阳衰微，水气内停，为温阳化气利水之代表方剂。水之所制在脾，水之所主在肾，少阴肾寒，一则不能化气行水，再则寒水反而侮脾，导致脾肾阳衰，寒水内停。故欲利水当先温肾，以附子辛温大热，温壮肾阳，化气行水；配以茯苓、白术健脾淡渗利水；白芍缓附子之辛燥，和血益阴，又能疏肝，因水之停蓄，与肝之疏泄失调有关。生姜既可协附子温阳化气，又能助苓、术温中健脾。真武汤常用于治疗肾性水肿、心性水肿、甲状腺功能低下以及各种风湿病，是周教授临床常用方剂。治疗类风湿关节炎、系统性红斑狼疮、强直性脊柱炎、骨性关节炎等，只要辨证准确，均可获得满意疗效。

辨证施治是中医治疗学的精髓，体现在同病异治或异病同治方面。此病案为垂体微腺瘤，非风湿病，属于内分泌疾病，周老师运用温肾健脾法，妙治微腺瘤。

（三）结节病

郑某，女，28 岁。2015 年 1 月 22 日初诊。

主诉：面部红斑 5 年。

病史：5 年前右侧额部起点状红斑，此后逐渐扩大。无疼痛，无明显刺痒。于当地医院做病变活检，病理诊断为"结节病"。肺 CT 曾发现肺门有肿大的淋巴结。无发热、关节痛。服用强的松 30mg qd，以后减量至 5mg qd，共维持 4 年。红斑仍有扩大。但复查肺 CT 未见异常淋巴结。怕风，乏力，纳差，伴咳嗽，咳痰，气短，发热。查体：体温 37.6℃，右额部红斑约 10cm×7cm。

舌脉：舌胖淡，苔薄白，脉沉细。

西医诊断：结节病。

中医诊断：痹证。

辨证：肺气不足，痰湿互结。

治法：益气宣肺，化痰利湿。

处方：生黄芪 20g　防风 10g　白术 10g　甘草 10g
桑白皮 20g　葶苈子 20g　紫苏子 20g　白鲜皮 15g
茯苓 20g　杏仁 10g　麻黄 5g　白芍 15g

赤芍 15g   穿山甲 10g   白芥子 10g   全蝎 6g

服药 7 剂后咳嗽、咳痰、气短减轻，大便畅。舌胖淡，苔薄白，脉沉细。

处方：生黄芪 20g   防风 10g   白术 10g   甘草 10g

      桑白皮 20g   全蝎 6g   紫苏子 20g 白鲜皮 15g

      茯苓 20g   杏仁 10g   麻黄 5g   白芍 15g

      赤芍 15g   穿山甲 10g   白芥子 10g

服药 1 个月后症状减轻。

【按】结节病是一种原因不明的多系统性疾病。70% 为 40 岁以下的中青年人。病程可呈急性、亚急性或慢性。临床常见肺结节病及肺外结节病。肺外结节病包括眼结节病、心脏结节病、神经结节病、肝结节病、骨结节病、肌肉结节病、皮肤结节病以及结节病的风湿性表现。皮肤结节病分为特异性和非特异性改变。前者包括片状或结节性病变、瘢痕浸润、红皮病、狼疮样红皮病等；后者以结节红斑为主，约占 17%。活动期血管紧张素转化酶活性升高。治疗以激素为主，一般用量 30～40mg qd。还可用抗疟药、环孢素 A 等。

周教授治疗此病的思路是：因肺主皮毛，故病在皮者，从肺而治。该患者素有肺脾两虚，肺失宣降，脾失运化，复感外邪，经络痹阻，不通则痛。以麻黄、桑白皮、葶苈子、紫苏子、杏仁、白芥子宣肺化痰利湿为主。患者舌质淡，舌苔薄白，脉沉细，轻度气短，为肺气不足。故以生黄芪、防风、白术，益气固表，补肺健脾，助麻黄、桑白皮、紫苏子、杏仁等药化痰利湿。再以二芍、穿山甲活血通经络。总结这例结节病的治疗，提示我们：局部的病变，要从全身考虑；皮肤的病变，要从脏腑辨证。这样方可提高疗效。